方文淵
李德麟 合著

食物與營養

家出版社發行

食物與營養目錄

關於本書及作者……黃嘉音（一）

上編：營養

（一）我們應該吃些甚麽東西？……（一一）
（二）炭水化合物……（五）
（三）脂肪……（九）
（四）蛋白質……（一三）
（五）無機鹽……（一八）
（六）維生素……（二七）
（七）水……（四四）
（八）食物的消化……（四六）
（九）熱量與新陳代謝作用……（五六）

下編：食物

（十）五穀……（六二）
（十一）菜蔬……（六五）
（十二）豆類……（六九）
（十三）水果……（七二）
（十四）乳類……（七五）
（十五）肉類……（七八）
（十六）蛋類……（八三）
（十七）硬殼果類……（八四）
（十八）調品味……（八五）
（十九）飲料……（八八）
（附錄）食品的消毒與處理……（九一）

關於本書和作者

黃嘉音

這本書分成上下兩編。上編是關於營養方面的，比較專門，但是是以很通俗的形式寫出的，普通的讀者都能了解。下編是關於食物方面的，比較通俗和實際，做主婦的參考最爲合適。

作者寫這本書的一個目的，是要供給大學的家政學系，護士學校和營養訓練班以教科書和參考資料。因爲中國關於營養的參考書，實在是太少了。

兩位作者都是對營養方面很有研究的專家。方文淵女士畢業於北平燕京大學家政學系，留學美國，得愛俄華大學營養學碩士學位，並担任美國奥瑞崗和支加哥兩大學的營養研究員。回國後歷任北平協和醫院飲食部，成都華西大學聯合醫院飲食部，南京鼓樓醫院飲食部關於營養部份的重要職務。現任上海營養指導所主任，並在上海海和洋行食品試驗組服務。方女士著有『湯與飲料』和『三十八年食曆』二書，由本社出版。李德麟女士畢業於南京金陵女子文理學院家政學系，曾服務於南京鼓樓醫院飲食部，現任中華營養促進會上海分會幹事。這些材料是她們歷年來教書寫作和研究所得，同時參考國內外有關營養的書籍合著而成的。

這本書承林靜好女士於百忙中抽暇幫忙，特此致謝。

（一）我們應該吃些甚麼東西？

『火車必須有煤才能行走，人體必須有食物才能生存。』這是盡人皆知的事。這樣，製造火車的原料，使火車能開動的，是鋼，鐵，木材，煤等；而構造人體和產生熱力的原料，則是蛋白質，無機鹽，脂肪，炭水化合物，維生素等。這些原料都是由食物供給的。蛋白質是構造肌肉的主要原料，無機鹽又是製造身體組織所不可缺少的要素。例如鈣能堅硬骨骼牙齒，鐵能製造紅血球。對於一個正在發育生長的兒童，必須給以多量的蛋白質與礦物鹽，才能使他的肌肉骨骼發育健全。至於脂肪和炭水化合物則是人體熱能的主要來源，沒有它們便不能維持生命。

火車常常因爲機件失靈而需要修補加油，以使其潤滑，同樣，人的身體每天也有損壞的地方，需要食物中的礦物質和維生素來調節其各部份的工作。這些礦物質及維生素的需要量雖然很少，但是對於人類的健康却是有很大的影響的。人體裏面若是缺乏了它們，便可能發生各種的疾病，譬如血液、眼睛、皮膚、胃腸、骨骼，甚至心臟等的許多種病症，都是因爲缺乏少量的某種維生素所引起的。食物與人體健康的關係既然如此重大，所以我們必須先有合適的食物來構造一個健康的身體，才能使身體的工作順利進行。

近年來我國人已經逐漸開始認識了食物的重要性，可是大多數人還有一種錯誤的觀念，便是以爲合適的食物，是非金錢不能辦到的。其實，如果一個人每天祇吃一碗肉或魚和幾碗白米飯，長久了一定也會生病，所以單單有錢並不一定能得到合適的食物。同時，貧窮的人如果能知道如何選擇食物，也一樣可以得到好的養料。所以，我們對於食物，必須運用營養的常識去選擇，使金錢不至於浪費，而健康可以保持。

我們必須認清，吃東西的目的，不是爲的貪飽，而是要得到健康。食慾並不能合理地指示我們身體上的各種要求，我們所偏愛的食物，也未必對我們有益。一般說來，我們應當要求有平衡合適的膳食。

我們每天究竟應該吃些甚麼東西呢？以成人來說，每日的膳食應該包括一斤蔬菜，四兩肉，一個鷄蛋，再加上五穀類的食物。這樣就已經够了。例如經濟情形不十分好，吃不起肉，可以用黃豆或黃豆副製品如豆腐，豆腐乾，千張（百頁）來代替，所以若是祇吃一兩肉再吃二兩黃豆就可以，或者不吃肉單吃三兩黃豆也够了。當然，若是經濟力量許可，能吃一些葷菜，自然比較好些，最好是膳食中能有鷄蛋肉類加入。

現在我們把食物主要的分類敍述一下：

（一）五穀類——如米、麵等。一般人有一個不正確的觀念，以爲『飯』能供給人類所有的需要，這是錯誤的。飯的主要功用是供給我們工作的能力。因此，一個勞力的人應當比一個勞心的人飯量大，一個愛運動的人比一個愛靜坐的人應當吃得多些。還有，粗糧如雜糧、糙米、黑麵等，其所含的維生素和礦物鹽，其實比白米白麵所含的還多。所以喜歡吃白米白麵的人，不但用去較多的金錢，而其所得到的養料反而較少。這實在是一件不經濟的事。

（二）瘦肉類——包括雞、魚、豬、牛、羊肉、肝腰、蛋、豆類等。它們主要的功用是供給身體蛋白質。蛋白質是構成身體組織的要素。肝、雞肉、蛋中，不但含有多量的蛋白質，而且有維生素A。維生素A對於身體健康有莫大的關係，缺乏了它，能使眼睛於黃昏時視力減低，抵抗力衰弱，容易感染疾病。肉、肝、腰及豆類內含有維生素B能抵抗脚氣病，使皮膚光滑，減少疲倦，增加胃口。紅色肌肉及蛋內含有豐富的鐵質，鐵是製造血中紅血球的原素。蛋白質在水內是不溶解的，所以喝雞湯、魚湯、肉湯，是不能得到其中的蛋白質的。單喝湯而不吃肉實在是最大的浪費。煑豆的時候千萬不可以加鹼，因爲鹼能破壞豆中的維生素B。若是泡豆過夜，那麼在煑豆的時候，不可把浸液拋棄，因爲這樣可以保存其中的維生素。

（三）綠葉青菜類——它主要的功用是供給無機鹽。維生素和無機鹽如鈣等，在食物中的分配是極不平均的，在西方國家可以從牛乳中取得。在我國則膳食中有牛乳的很少，所以祇能從綠葉青菜中取得鈣質。在我們常吃的蔬菜中，如莧菜，薺菜，草頭，芥菜，青菜，太古菜，鈣質都很豐富，鐵質在有些綠葉蔬菜中也很多。

綠葉和紅黃色的菜蔬中又富有維生素A。在中國普通比較窮苦的階層中，是很難吃到黃油，牛奶，魚肝油，雞蛋和肝這一類的食物的。因此，我們所需要的維生素A，便祇能從有色蔬菜中取得了。維生素C祇有在新鮮的蔬菜和水果及正在發芽的種籽中取得，但是這一類的維生素C，是很容易被破壞的，如果烹調不得法，損失是很大的。所以在烹調菜蔬的時候，必須注意到這幾點：（一）先洗後切；（二）不要浸在水中；（三）不要切得太小；（四）不要煑得太久，不要煑得太爛；（五）煑時要蓋上蓋子；（六）煑時不要加太多的水，菜湯不可拋棄。

維生素C既是極容易損壞的，因此無論如何謹愼，它總要損失一部份的。所以我們在可能的範圍中能生吃一部份的菜蔬最好，但是吃時必須注意到它們的消毒。把菜蔬洗淨以後，放在煑沸的水中煑一分鐘，就可以減少許多傳染疾病的機會。

以上幾點，可以供我們選擇食物時的參考。在這裏，讓我們再提醒一下，如果希望有健康的身體，必須注意每天有平衡合適的膳食。

（二）炭水化合物

（甲）來源——炭水化合物大部份爲植物所產生，如穀類、糖類、菓類，及菜蔬，而穀類含量最多，塊莖及塊根菜蔬等次之。糖類爲純粹的炭水化合物。

（乙）名稱的由來——炭水化合物係由植物綠葉細胞中所含的葉綠素，藉日光作用，吸收空氣中的二氧化碳，與所存在的水化合而成，含有炭、氫、氧三種化學原質，其氫氧成分的比例適與水相同。

（丙）分類——炭水化合物的組成有數種：

（一）單糖類——此類爲最簡單的炭水化合物，只含一分子糖質。一切複雜的炭水化合物，經過消化後，必先變成單糖，然後方能吸收。單糖類爲結晶體，微具甘味，易溶於水，不易受消化酶的影響，但遇酵素則起發酵作用，產生酒精及二氧化碳。

（1）葡萄糖——在自然界中分佈甚廣，葡萄中最多。普通菓品及蜂蜜中亦含有此糖。一切動物的血液中皆含有少量的葡萄糖，約有百分之〇•一。

（2）菓糖——菓品及植物汁中皆含有此糖，蜂蜜中尤多。

（3）分解乳糖——動物乳中含有此糖，由乳糖被消化酶或酸液分解而成。

（二）複糖或名雙糖類——此類糖爲二分單糖組成，遇消化酶卽分解爲二分的單糖：

（1）蔗糖——卽普通的食糖，此糖分佈於植物界中最廣，它主要的來源爲甘蔗，甜蘿蔔，楓糖，蜂蜜。蔗糖爲結晶體，甚甜，食量過多時，易刺激胃膜，甚易引起發酵作用，爲漲氣食物之一。極易溶於水，熱水溶解力尤大，遇消化酶卽分解爲一分葡萄糖及一分菓糖。

（2）麥芽糖——五穀的萌芽，及麥芽產品等，都含有這種糖，遇消化酶卽分解爲二分葡萄糖。

（3）乳糖——爲乳類所含惟一的炭水化合物，爲白色無味的細粉，不及蔗糖之甜。不溶化於冷水，但能溶化於熱水，因此不似蔗糖的刺激胃膜，且不易引起發酵作用，能幫助一種利於腸道衞生的細菌（嗜酸桿菌）的孳生，故能維持腸道健康，遇消化酶卽分解爲一分葡萄糖及一分分解乳糖。

（三）繁糖類——此類由數分單糖組合而成，遇消化酶卽分解爲單糖。此類不似糖的性質，既無甘味，又不溶於水。動植物體中多餘的炭水化合物，先變成繁糖類，然後貯存起來。

（1）澱粉——爲植物所貯存的食料，如種籽（五穀、乾豆），根，莖，球（蘿蔔，土豆，番薯，芋頭，山藥）等都含有多量的澱粉，尤以五穀類含量最多。澱粉不溶化於冷水，煑熟後才能被唾液涎素所消化，因涎素祇能消化煑熟的澱粉。又因其價廉，所以是供給熱量的最經濟的材料。

(2)肝澱粉或名動物澱粉——是一種無臭、無味、白色、無晶形的粉,不能完全溶化於水。各種動物體中都含有它,分佈於全體各部,尤以肝中爲多,肌肉次之;但其含量的多寡不一,視膳食中所含炭水化合物的量,及身體的動作而定;因體中多餘的糖暫時變爲肝澱粉而貯藏於肝中,身體動作時,則肌肉中的肝澱粉先行用竭,然後再用肝中所貯藏的肝澱粉。

(3)糊精——澱粉遇酵素,或乾熱,經化學作用,它第一程的產品就是糊精。烤饅頭乾、烤麵包外面的焦黃硬殼,卽澱粉所變成的糊精。糊精分解後,成麥芽糖,最後成爲葡萄糖。糊精較澱粉易溶於水,亦能幫助有益於腸道衛生的細菌的孳生。

(4)粗纖維——植物細胞的外皮,菓品,菜蔬,及整穀類多含有它,粗纖維雖不能在人體中消化而被吸收,但能刺激腸的蠕動,而利排泄。因此雖無營養價值,亦爲日常飲食中所不可少。

(丁)功用:

(一)供給熱能。每公分炭水化物供熱四卡。

(二)維持體溫。

(三)構成組織。所有神經組織中,都含有炭水化物;而體脂的一部分,亦爲炭水化物所組成。

（四）助脂肪燃燒，可抗酮中毒。

（五）促進發育。葡萄糖、果糖、乳糖均爲發育所必需，而以葡萄糖促進發育的效力最高。

（戊）需要量——炭水化合物爲最廉價的熱力材料，普通食物中至少有百分之五十的總熱力，得自炭水化合物。每人每天究竟應當吃多少醣類，這是隨各人所從事的工作的種類而異。若按體重計算，每公斤需四至六公分。

（三）脂肪

（甲）來源——脂肪的來源有三：

（一）植物：

（1）種子類：芝蔴子，葵花子，棉花子，菜子，黃豆等。

（2）硬菓類：花生，核桃，松子，椰子，榛子，杏仁，瓜子，橄欖核等。

（二）動物：

（1）動物身體中所貯存的油，如猪油，牛油，羊油等。

（2）動物乳中的脂肪，如黃油，奶油，此種油易於消化，因其脂肪已成乳融狀。

（3）骨髓。

（4）肥肉，尤以猪肉的脂肪最多。

（5）魚肝油，因魚類的油多存於肝中。

（三）礦物——礦物油，或名石蠟油，此種油不能被身體吸收，亦無營養價值，但能潤腸，使渣滓易於排泄，亦用於糖尿症患者及減少體重的膳食中。

（乙）組織及性質：

（一）脂肪是由脂酸及甘油兩種化合物組合而成。一切脂肪都含有炭，氫，氧三種原質，與炭水化合物同；但脂肪中炭及氫的成分較多，而氧的成分較少，且氫氧的成分亦與水的比例不同，故燃燒時須自空氣中取得較多的氧氣，因此所生的熱力多於炭水化合物二倍有餘。

（二）純淨的脂肪是一種無色、無臭、無味的化合物，輕於水，而不能溶於水，但能溶化於幾種化學溶劑中。脂肪的種類繁多，溶點不一，在普通室溫中，有的是固體，有的是液體。凡溶點低的油類較溶點高者易於消化。

（丙）功用：

（一）供給熱及力，是最豐富的熱力的來源，每公分脂肪可供熱力九卡。

（二）保持體溫。脂肪爲不導熱體，故皮下一薄層脂肪，能保持體熱不外散。

（三）爲身體儲存燃料，以備不時之需。

（四）脂肪組織能保護神經系，肌肉及各種重要器官免受外來的傷害；又塡塞內臟間隙，使各軀幹、器官，保持原位。

（五）供給柔軟組織，若不過多，可增美觀。

（脂肪爲人體組織重要成份之一，細胞中的原漿質，和細胞皮皆含有脂肪化合物。）

（六）有數種脂酸是維持人體健康所不能少的，因此是正常營養要素之一。

（七）有幾種脂肪，如黃油，奶油，菜油，豆油及花生油，可以溶解維生素A及維生素E；又如魚肝油能供給維生素A及D，且可以促進這三種維生素的吸收和利用。

(丁)在膳食中的價值：

(一)增加食物的美味。

(二)在胃中停留時間較長，故有飽足的功用，對於多用肌肉動作的人，尤爲重要。

(三)若是膳食中脂肪過多於身體的需要量，則發生下列弊害：

(1)皮膚下多生脂肪，體重增加，舉止遲緩；且脂肪包圍心臟及臟腑各器官，影響它們的機能，致有心跳氣喘等症狀。

(2)長時期多食油膩之物，能致腸胃病及皮膚病。

(3)脂肪常缺乏他種重要營養素，如果膳食中脂肪過多，則他種有益的食物，如菓品，菜蔬等，將因之而減少。

(四)用油煎炸的食物，脂肪將食物包圍，使它不能與消化液接觸，以致消化的進行遲緩，因此不可令幼兒及病人食此類食品。

(戊)需要量：

普通膳食中，脂肪的熱量約占總熱量百分之三十五至四十。按體重計算，則每公斤體重應有一至二公分。

（四）蛋白質

（甲）來源——蛋白質是一切動植物的生命原素，爲組織細胞主要成分之一，凡動植物中都含有。

（一）動物中富於蛋白質的食物爲乳類、蛋類及肉類。

（二）植物中富於蛋白質的食物爲豆類及硬殼菓類。

（丁）組織及特性：

蛋白質除含炭、氫、氧外，尚含有氮及硫，又有多種蛋白質內含鐵、鈣等質。蛋白質是一種複雜的物質，由多種氨基酸所組成，所以蛋白質在營養上的價值，就是以它所含氨基酸的數目和種類來決定。氨基酸的種類很多，現在所知者，已有二十餘種，其中除十種外，其餘可於人體內自行製造，這十類氨基酸必須由食物的蛋白質中取得，稱爲主要氨基酸，如

離氨基酸（Lysine）　異性白氨基酸（Isole c'ne）

色氨基酸（Tryptohane）　涇酪氨基酸（Threonine）

組織氨基酸（Hist'dine）　烷硫氨基酸（Metl i ie）

苯初油氨基酸（Phenylalanir e）　纈草氨基酸（Valire）

白氨基酸（Lercine）　阿金氨基酸（Arginine）

若缺乏了任何一種主要氨基酸，對生理機能皆失常，如生長停頓，發生疾病，及神經過敏等症。

植物能自土壤中取得氮鹽，由空氣中吸收氧及二氧化炭，以構成它需要的蛋白質；動物則必須取植物或其他動物的蛋白質。多數蛋白質經熱後即凝固。

(丙)功用：

(一)供給熱和力。平時人體多以炭水化合物及脂肪爲燃料，以供給熱和力，但有時膳食中的炭水化合物及脂肪不足，或蛋白質過多時，則以蛋白質爲燃料。每公分純蛋白質供熱四卡。

(二)增進生長，構造新細胞。故當生長期內，兒童需要蛋白質，較成人爲多。

(三)修補耗損的細胞。人體各部組織中的細胞時有消耗或損傷，必需用蛋白質來補充它。

(四)調節生理機能。蛋白質對於動物的生理也有很重要的關係：

(1)製造內分泌素或酵素。體內有數種重要的內分泌素和酵素，都是氨基酸的轉化物。

(2)血液中長期缺乏蛋白質，使血液與肌肉兩方的水分失去平衡，因而過多的水分聚集於肌肉組織內，形成浮腫。

(3)膳食配合不當而缺乏蛋白質與腸胃潰瘍有關。據克來門(Clements)研究新西蘭人的胃潰瘍情形的結果，顯示凡膳食中含有適量蛋白質的人，均具有抗胃潰瘍的免疫性；而膳食中蛋白質太低的人，均可使腸胃表皮細胞改變，而使細菌滋長，釀成潰瘍。

(丁)分類：

蛋白質的分類，按其所含氨基酸的種類而定。

（一）完全蛋白質。此類蛋白質所含的氨基酸，其種類及成分適與人體所需者相稱，若膳食中只用此類蛋白質，即能維持生命及促進生長，如乳類，蛋類，及肉類等的蛋白質，就是完全蛋白質。

（二）半完全蛋白質。此類蛋白質，含有重要的氨基酸，但其種類不全，若用爲膳食中惟一的蛋白質，則僅能維持生命，而不能促進生長。豆類，硬殼菓類，及五穀類所含的蛋白質，即屬此類。

（三）不完全蛋白質。此類蛋白質所含的氨基酸，種類不全；而所缺少的適爲人體內所不能自己製造的。若是用爲膳食中惟一的蛋白質，不但不能使生長正常，即已長成的亦日漸消瘦。這是下等蛋白質，如動物的膠質，玉蜀黍的醣等。

（戊）蛋白質的補充作用——蛋白質的生理價值，旣視其所含氨基酸的種類及成分而定，因此凡含主要氨基酸的完全蛋白質，它的生理價值較高。一種生理價值低的蛋白質與他種蛋白質混食，它的生理價值往往可以增高，則結果與一完全蛋白質相似；因甲蛋白質所缺的，適爲乙蛋白質所有，乙蛋白質所缺的，適爲甲蛋白質所有，甲乙互相補充，便得到了完全蛋白質的結果。普通膳食中的蛋白質，以半完全者佔多數，它所以能足夠營養的需要，因膳食中的蛋白質不止一種，數種蛋白質即有互相補充的作用。但同類食物，其蛋白質則無補充作用，因同類食物的蛋白質所含氨基酸的種類及成份都是相似的。所以植物類蛋白質缺乏互相補充的作用，而動物類蛋白質則能補充植物類蛋白質所缺乏的氨基酸。

（己）需要量——膳食中所含蛋白質的量數，應視下列各種情形而定：

（一）正常的體重：蛋白質的特殊功用，即為構造或修補細胞的材料。所以蛋白質的需要量，當視身體肌肉的多寡而定。肥胖的人脂肪多而肌肉少，修補所需要的蛋白質亦少，瘦的人則相反：瘦的人雖體重較輕，然蛋白質之需要量，當根據正常的體重計算。要有健全的身體，膳食中當有足敷的蛋白質，因此計算普通成人膳食時，應按正常體重，每公斤與以蛋白質一公分，其中三分之一，應為動物蛋白質。

（二）食物中蛋白質的種類：膳食中的蛋白質，除分量充足外，尚須注意它的性質，因植物蛋白質與動物蛋白質的生理價值不同，因此在體內的被吸收量亦異，若是膳食中的蛋白質多為半完全的，即植物的蛋白質，則被吸收量少，因此膳食中所含蛋白質量須較多。

（三）年齡：

（1）生長時期——不但需要蛋白質以修補細胞，且須構造新組織，因此兒童每公斤體重所需的蛋白質，較成人為多。兒童膳食中的蛋白質，三分之二應為動物蛋白質。

（2）老年人——不需要多量蛋白質以構造新組織，且身體各器官的功能亦日就衰弱，無力處置多餘的廢物，因此膳食中的蛋白質當較壯年人為少。

（3）特殊生理狀況——婦女在懷孕和哺乳的時候，應當加倍。病癒療養期，因在患病期間身體肌肉消耗甚劇，尤以腸熱症，猩紅熱症爲甚，因此於療養期間，當多用蛋白質食物來補充它。現將各年齡及特殊生理期所需要蛋白質的數量，列表於下：

年齡	每公斤體重每日所需蛋白質(公分)	
	國聯所定	中華醫學會建議
一至三歲	三·五	三·五
三至五歲	三·〇	三·五
五至十五歲	二·五	三·〇
十五至十七歲	二·〇	二·五
十七至廿一歲	一·五	二·〇
廿一歲以上	一·〇	一·五
特殊生理期		
孕婦受孕至三月	一·〇	一·五
四至九月	一·五	二·〇
授乳期	二·〇	二·五

（四）劇烈運動：或多用肌肉，則肌肉增多，因此所需的蛋白質，亦隨之而增。
（五）以熱量計算：在普通膳食中，蛋白質的熱量約占總熱量百分之十至十五。

（五）無機鹽

（甲）身體的原素：

天然界原素本來很多，已經發現了的有九十二種。在這些原素中有二十餘種是存在人體裏面，構成肌肉，骨骼，血液，水分等。今將所含原素成份，列表於下：

原素	百分數
氧	六五
碳	十八
氫	十
氮	三
鈣	一・五
磷	一・〇
鉀	〇・三五
硫	〇・二五
鈉	〇・一五
氯	〇・一五
鎂	〇・〇五
鐵	〇・〇〇四
錳	〇・〇〇〇三
碘	〇・〇〇〇〇四
氟、矽、錳、鋅、銅、鋁、鈷、鎳及其他	微量

在這些原素中，如碳、氫、氧、氮等是構成已經講過的三類營養素的原素，當然不屬於現在要講的無機鹽。其餘的原素都是屬於無機鹽類，而其中以鈣、磷、鐵、銅、碘，對於人體更較重要，因在普通食物中，不易得到，因此如果日常膳食選擇不當，則有缺乏之虞。

(乙)無機鹽在體內的功用：

(一)是構成骨骼、牙齒等的主要原素。

(二)是構成柔軟組織，如肌肉及血液等的重要成分。

(三)溶於體液內，以調節身體各種程序的進行，如

(1)維持肌肉的伸縮性，及神經的反應性。

(2)供給消化液及其他分泌液，酸性或鹼性的材料。

(3)維持體液的中和性，及其滲透壓及溶解力。

(丙)幾種重要無機鹽：

(一)鈣

A功用：

(1)構成骨骼牙齒的重要成分。體內的鈣有百分之九十九存在此組織中，其餘百分之一存於軟體組織及體液中。

(2)維持肌肉的伸縮及心動之節律。

(3)使血液有凝結力，遇破壞時，可免身體失血過多。

(4)使體內的其他無機鹽維持平衡。

B需要量：

(1)普通成人，每日約需鈣〇・六八公分(國際營養委員會則主張〇・七五公分)。按體重計算，每日每公斤體重約需〇・〇〇九七公分。

(2)妊娠期所需鈣量較成人爲多，每日膳食中至少應含鈣一公分以上，因除母體本身需定量的鈣外，胎兒尚需鈣質以造骨骼，尤以最後的兩個月爲甚。

(3)哺乳母親因嬰兒降生後，以第一年的生長最爲迅速，而其所需的養料皆取自母乳，因此母親的膳食中，每日應含有一公分以上的鈣。

(4)兒童時期因生長之故，所需鈣量較成人爲多，每日膳食中應含鈣一公分至一・四公分才足用。

C來源——含鈣較富的食物，在動物食品中有原乳類及其產品以及蛤蜊、骨粉、蛋類等。在植物食品中有豆腐(製造豆腐時加入鈣鹽，因此豆腐所含之鈣較豆類爲多)；海中植物如海帶、髮菜、海藻等；水果如山楂；新鮮菜蔬如芥菜、莧菜、菜花、芹菜、龍鬚菜、小白菜、菠菜、白菜等；豆類，乾豆類如黃豆、青豆等；鮮豆類如扁豆、豌豆等。

膳食中鈣量的供給若是長久不足，則所生的影響對於成人尚不甚顯明，但對於生長時期的兒童及孕婦，則受害極大，兒童骨骼及牙齒易成畸形，及發育停頓，且易致佝僂病；婦孕則易得骨質軟化症（Osteomalacia）。

鈣的吸收及利用，要受許多因子的影響。維生素D為促進體內鈣化作用所必需，酸性物質也很重要，因鈣鹽在酸性溶液中較易溶解，凡被小腸吸收的食物，必先溶解，胃內的鹽酸隨食物一起到小腸，使小腸在一短時間內略帶酸性，亦可助鈣吸收。反之減少鈣鹽溶解度的物質，則為鹼類及草酸等，均可減低鈣的營養有效性，植物性的食物中常因含有草酸或草酸鹽而不易為人類所利用。

（二）磷

A 功用：

（1）磷亦為構成骨骼及牙齒的要素。體內的磷有百分之七十存在於此種組織中。

（2）在細胞組織中佔重要的位置，對於神經組織更為主要，它輔助細胞繁殖及活動。

（3）維持血液的中和性。

（4）使身體組織中含定量的體液（為酸鹼緩衝劑）。

B 需要量：

（1）普通成人每日約需一·三二公分（國聯建議為一公分）。按體重計算，每日每公斤體重需要〇·〇一九公分。

（2）兒童所需之磷較成人為多，約為一·一六至一·四六公分。

（3）當妊娠及哺乳時期，亦較普通人所需者爲多，磷分佈於食物中甚廣，因此不易有缺乏之虞。

C來源——含磷最富的食品，有粗糧、乾豆類、硬殼果類、蛋類、瘦肉類、魚類、家禽類、臟腑類等。

鈣磷比例：膳食中鈣磷的比例，與骨骼的鈣化作用很有關係，鈣磷的比例適當，則骨骼發育即迅速完全，據艾氏（Elvejhem）的主張一比二爲鈣與磷最好的比值。

（三）鐵——人體所含鐵量雖少（不及三公分），但與身體有極密切的關係。

A功用：

（1）爲組織紅血球中血色素的重要原素，血色素將肺部的氧氣經血管輸送至身體各部的組織中。

（2）爲細胞構造的重要部分，並與細胞以生活力。

（3）鐵在體內必須賴銅的輔助，始能應用。

B需要量：

（1）普通成人每日約需鐵十至十二公絲（國聯建議爲十公絲）。

（2）兒童時期因生長迅速，其血色素的增加及消耗皆多，因此每日需鐵約二十公絲。

（3）婦女在妊娠期和哺乳期間每日約需十八公絲的鐵。

（4）女子經期所需的鐵亦較其他成人爲多。

膳食中如鐵量供給不足，日久可患貧血症。

C來源——含鐵質最富的食物，首推動物的肝，其次爲臟腑類，如腎、心、舌、肫等。紅色肌肉（如瘦牛羊肉等）亦含多量。菓類中有梅、李、桃、杏、棗、無花果、紫葡萄、橘、橙、山楂、柿餅，及其他乾菓類等。蔬菜中有菠菜、油菜、莧菜，及其他綠葉菜蔬。海菜中有海帶、髮菜、海藻等，均含鐵質。

鐵在營養上的有效性最高。動物血類的鐵質及植物裏面鐵的複雜有機化合物，有效性皆低，且鐵的有效性與鈣磷的比例及維生素亦有關係，磷太高，或鈣太低，與缺乏A、C、D三種維生素，均可妨礙鐵的吸收和利用。

（四）銅——銅對於血紅素的造成有關係，食物中若缺乏了銅，則縱然有鐵，亦不能造成血紅素，因爲銅對於鐵變成血紅素的過程中有催化作用的成效。銅的需要量約每日每人一至二公絲，嬰兒每公斤重量需〇·〇五公絲。銅需要量約爲鐵的十分之一。

（五）碘——人體中含碘約二十公絲，爲組成甲狀腺素的主要成分。甲狀腺所分泌的甲狀腺素，有調節體內氧化作用的功能，倘若碘質缺乏，甲狀腺就會發生腫大的現象，若長時期缺乏則病態更爲嚴重。每日成人約需碘〇·一公絲，兒童、妊娠婦應當加倍。含碘最多的是海中的動植物，如海魚、海蝦、海帶、紫菜、粗鹽及海藻類。

（六）氟——爲骨齒中的一種正常成分，缺少則骨齒發育不堅，太多則使骨齒毀壞，因過量的氟會使牙釉破壞，而成齲齒或斑牙，一般人稱爲石灰牙，牙齒上面的石灰質一片片的脫下來，這是牙釉毀壞後的結果。

（七）鉀鈉與氯——此三種原素在自然界分佈甚廣，在各種動物體液中如血、淋巴液等含多量鈉及少量鉀，但在動植物組織中鉀比鈉爲多。人體所得之鈉，大部分是從鹽得來，每人每天需吃十公分左右食鹽，已足够維持體內氯化鈉的平衡。

此項原素在人體內主要功用爲增加細胞水分的滲透壓、滲透性、敏感性、伸縮性、分泌與排泄諸作用，均與鉀、鈉、鎂等原素有關。氯能吸收水分及變爲鹽酸，因此對於體內酸鹼平衡及各部分水分分佈也很重要。

缺乏了鉀、鈉、氯任何一種原素則生長停頓，生殖反常。若缺少鈉更特別影響蛋白質代謝作用，使奶汁分泌缺乏且不好。少鉀則可使脈搏遲緩，鈉與氯不足，則食慾不振。

（丁）酸鹼平衡——在討論無機鹽時不可忽略到酸性與鹼性二原素在食物中的關係，及在血液中之中和性。普通重要的鹼性原素有鈉、鉀、鎂及鈣，若與酸性原素之氯、硫及磷或有機酸作用後就成食物中鹽類。故食物在人體中氧化或燃燒後，它們即會產生酸或鹼的灰分，此乃耤食物中含有酸性或鹼性原素而來，如許多有機酸水果却含有鹼性原素，當這些混合物在人體中氧化後產生一種鹼性灰分，而另外如五穀或肉類食物並不是酸性味，然而結果却產生强烈的酸性，因此一切食物所產生酸與鹼的比例，皆依據人體內氧化後所得的結果。美國一九四一年有橋氏（Bridge），簡單列出酸鹼性食物的分類：

第一組——酸性

一．肉、魚、家禽類。
二．蛋、乳酪。
三．硬殼果類——花生、胡桃。
四．酸紅櫻桃、李子、黑棗。
五．五穀類。

第二組——中性

一．牛油。
二．奶油。
三．烹調時所用的油。
四．澱粉
五．糖。

第三組——鹼性

一．水果（除酸紅櫻桃、李子、黑棗）。

二・蔬菜類。

三・牛奶。

四・硬殼果類——杏仁、栗子、椰子。

五・豆類。

（六）維生素

維生素是一種有機化合物，爲維持人類及動物生命所必需，且能促進生長。但人體不能自製，不供給熱力，而却有調節生理機能，保持健康，預防疾病等的價值。這是最近三十多年中才有人注意到的，其實在一六五七年已有幾個科學家表示幾種疾病可能是由營養不良而來，而認爲除炭水化物，脂肪，蛋白質和無機鹽等幾種營養素外，還有一種人類不可少的營養素，於是研究該種營養素者紛紛而起。一九一二年鄧克（Funk）氏才討論到此種營養缺乏症的營養素乃所謂維生素，就是指食物中的某種成分而言，它的含量雖少，但可以影響身體的新陳代謝，如果缺乏，健康立受威脅，這個定義很是籠統。直到一九三〇年，維生素的研究才大爲進步。近年來關於維生素的濃縮、分離、精製、生理作用、分子構造以及合成，都有顯著的成績，並且還發現了許多新的維生素。

維生素若以溶解度來分，可分脂溶性與水溶性兩種，維生素A、D、E、K都是脂溶性，維生素B族、C、P都是水溶性，動物器官中沒有特別儲藏維生素，而往往爲了維持組織體液以及特別器官才包含有維生素。若有太多量的維生素，常被排泄於體外，水溶性由尿中排除，脂溶性則由糞便中排泄。

27 維生素A

（一）發現——在一九一二年時，霍布金(Hopkins)拿提淨的食物去飼養動物，而發現生長停頓的現象；如果食物中加點牛奶，生長速率即漸恢復。一九一三年渥孟(Osborne & Mendel)二氏發現若以提淨的食物爲飼養料，而且食物中的脂肪完全爲豬油，則不但動物不能生長，且發生目疾；可是給以少量魚肝油，即可治愈此病。後來麥覃(McCollum & Davis)二氏發現以上種種病症發生，乃由缺少一種脂溶性的生長必需物質，而決定這種營養素爲維生素A。一九三一年克勒(Karren)闡明此維生素分子之結構。霍爾默斯(Holmes)於一九三七年提取純粹結晶體供應於醫藥界。一九四六年米勒士(Milas)等以人工化學合成維生素A。

（二）特性：

（1）爲一種醇類，食物中含有的胡蘿蔔素(Carotene)爲維生素A的前身(Pro-vitamin)：胡蘿蔔素有甲胡蘿蔔素(Gama carotene)與乙胡蘿蔔素(Bata carotene)兩種。甲胡蘿蔔素在人體中能分解爲一分子之維生素A，乙胡蘿蔔素在人體中能分解爲二分子之維生素A。

（2）是一種黃色油狀物體，能溶解於脂肪內，故稱脂溶性維生素。

（3）耐熱，蔬菜等雖經過蒸煮也不致完全將它毀壞。

（4）易於氧化，及爲紫外光線所破壞。

（三）功用：

（1）促進生長，增加傳染病抵抗力。

(2)維持上皮細胞的健康狀態，能預防眼結膜、鼻腔、呼吸器道、消化器官、膀胱、生殖器內膜、汗腺、皮脂腺及全身粘膜變質，乾燥，角質化。
(3)構成視紫質，爲弱光視覺所必需。
(4)與齒骨有關，幫助骨骼鈣化功用，及堅固牙齒琺瑯質，促進造釉細胞的發育和功能。

(四)缺乏時的病症：
(1)夜盲症——夜間與暗處的視覺不全。
(2)乾性眼炎，結膜硬化，潰瘍，失明。
(3)皮膚乾燥，脫鱗屑。
(4)齲齒(蛀牙)。
(5)腎臟及胆囊之結石。
(6)生長遲緩，生殖不能。
(7)一般抵抗力低落。

(五)需要量：
(1)成人需要量——每人每日五〇〇〇國際單位。
(2)孕婦及授乳婦——每人每日六〇〇〇至八〇〇〇國際單位。
(3)兒童——一歲以下每人每日一五〇〇國際單位。

一至三歲每人每日二〇〇〇國際單位。
四歲至六歲每人每日二五〇〇國際單位。
七歲至九歲每人每日三五〇〇國際單位。
十至十二歲每人每日四五〇〇國際單位。
十二歲以上每人每日五〇〇〇國際單位。

（六）來源：

動物性食品——肝、奶、奶油、蛋黃及魚等。
植物性食品——豌豆、蕃茄、扁豆、紅薯、菠菜、生菜、龍鬚菜、茄子、菜花、白菜，水果中如李、杏、葡萄、香蕉、紅棗等。

維生素B族

維生素B族共有十幾種，已知的有B_1至B_{12}等十一種。現在已經確知的份子是維生素B_1（Thiamin），維生素B_2（Riboflavin），菸鹼酸（Niacin），維生素B_6（Pyridoxine），而尚未完全明瞭者有普生酸（Pantothenic acid），葉酸（Folic acid），膽鹼（Choline），生物活素（Biotin）或維生素H，對氨苯甲酸（Para-amino benzoic acid），肌糖（Inositol），及維生素B_{12}（Anti-Pernicious anemia vitamin）。

維生素B_1（Thiamin）

（一）發現──維生素B_1是維生素發現最早的一種，缺乏維生素B_1的疾病──脚氣病等──更是發現得早，尤其在中國、菲律賓、馬來羣島及日本等地。但直到一八八二年，日本兵艦的水兵在長途旅行九個月後，因有一百十九人得脚氣病，其中二十九人死亡，那時日本海軍的醫官名高木謙寬（Takaki）的，才研究出脚氣病的病因確與膳食有關，但以爲是食物中缺少了蛋白質一類的東西，而不知是缺乏維生素B_1。直到一八九七年荷蘭人艾克滿（Eijkman）才證明患脚氣病的原因，並不是由於食物中缺乏蛋白質脂肪之類，乃是另一種物質。到一九一二年鄚克（Funk）從米糠浸液中提出抗脚氣病的物質，當時誤認這種物質爲胺（Amino）一類的化合物，遂命名爲抗脚氣病維生素（Anti-beriberi vitamin），一九二六年有强遜(Janson)等提取純結晶體，至一九三二年溫陶士（Windaus）闡明分子構造而爲維生素B_1，一九三六年，威廉士（R. R. Williams）的人工化學合成維生素B_1問世。

（二）特性：

（1）易溶於水，故爲水溶性維生素。

（2）在空氣中很穩定，遇熱及鹼質則被破壞，易爲陶土及木炭吸收。

（三）功用：

（1）促進生長發育，對幼小動物的發育更有顯著影響。

（2）刺激食慾，幫助消化，因維生素B_1能增進腸胃的蠕動及腸液與胃液的分泌，故可使食量增加。

(3)有助心臟機能與神經的健全。缺乏維生素B_1者，易患心臟腫大，此由心臟肌肉內的水分聚集過多所致；此外神經鞘，臂神經叢均有退化的現象。

(4)促進奶汁分泌及縮短孕婦生產時疼痛時間，這由醫生臨床診斷，已逐漸證明其效用。

(5)促進炭水化合物的氧化作用，可以使炭水化合物中間代謝產物丙酮酸(Pyruvic acid)容易氧化為二氧化碳及水。

(四)缺乏時的病症：

(1)消化不良，便祕，食慾消失，精神不振。

(2)發生腳氣病(頭痛，失眠，倦怠，眩暈，胃呆，神經麻痺，肌肉萎縮，四肢浮腫，心臟衰弱，死亡)。

(3)神經炎，各種神經痛。

(4)乳汁缺乏，不育。

(5)生長遲緩。

(五)需要量：

(1)成人需要量——一・五公絲。

(2)孕婦乳母的需要量——三公絲。

（3）兒童——三公絲。

（六）來源——米麥的皮、胚芽，麥芽，米糠，酵母，肝，蛋黃，筋肉，胡桃，花生米，各種豆類，蔬菜，牛奶。

維生素B_2（Riboflavine）

（一）發現——一九二六年哥爾柏格（Joseph Goldberger）發現食物中除維生素B_1以外，另有其他多種維生素存在。至一九三二年有瓦柏格（Warburg）在酵母中提出黃色酵素，爲維生素B_2之初發現。直到一九三五年昆、克（Kuhn, and Karrer）提出純粹晶體於肝、蛋、奶、肉等蛋白質中，名爲乳黃素。

（二）特性：

（1）易溶於水，溶液爲黃色螢光。

（2）爲橘黃色針狀結晶體。

（3）耐熱力比B_1强，但可被鹼及光所破壞。

（三）功用：

（1）與組織氧化有關，且它負責血色素少的組織細胞如角膜等處的氧化還原作用。

（2）能維持神經，消化器官，視覺器官的健康，並爲生長發育所必需。

（四）缺乏時的病症：

食物與營養

(1)口角潰瘍，唇炎，舌炎。

(2)角膜炎，視覺不清，羞光，眼內乾燥，癢痛，紅眼。

(3)癩皮病的一部份症狀。

(4)生長遲緩，脫毛，皮膚炎，白內障（鼠類）。

（五）需要量：

(1)成人需要量每人每日二·五公絲。

(2)孕婦乳母每人每日三公絲。

(3)兒童需要量平均每人每日二公絲。

（六）來源——酵母、肝、腎、心臟、牛乳、乳酪、雞蛋、魚、糙糧、花生、豆類中含量均多。

菸鹼酸（Niacin）

（一）發現——一九一三年鄚克（Funk）自米糠中提出純質，至一九二六年哥爾柏格（Goldberger）與維生素B_2同時在酵母中發現為維生素B之一，含有預防癩皮病的物質。一九三八年艾氏（Elvejham）證明預防癩皮病因素為菸鹼酸。

（二）功用——為人體中兩種重要輔酶（Coenzyme）又為細胞的呼吸作用及炭水化合物的代謝所必需，能維持肌肉及神經的健康。

（三）缺乏時的病症：

（1）癩皮病（Pellegra）或稱蜀黍疹，皮膚發紅疹，發炎，硬化（手臂、頭部、足部特甚，往往成對稱式），口炎，舌炎，消化不良，腹瀉，全身衰弱，疲乏，精神錯亂，死亡。

（2）狗的黑舌病，猴的齒齦潰瘍。

（四）需要量：

（1）成人每人每日需要量一五—二〇公絲。

（2）兒童每人每日需要量二〇公絲。

（3）孕婦乳母每人每日需要量二〇公絲以上。

（五）來源——肝，酵母，糙米，瘦肉，魚，腎，蛋，花生，豆類，綠葉蔬菜，咖啡等。

維生素B_6（Pyridoxine）

（一）發現——一九三四年喬治（Gyorgy）以鼠作實驗，發現維生素B中另含有一種預防鼠類肢端炎症的因素。至一九三九年斯班士（Spies）發現該種維生素與癩皮病的關係，同年由赫列斯（Harries）等從食物中提取純質，是為維生素B_6。

（二）特性：

（1）白色結晶體，易溶於水及酒精，微溶於油脂溶劑。

（2）耐熱，但可被鹼及光破壞。

（三）功用——是一種肌肉細胞呼吸酵素的成分，與磷酸結合成一種輔酶，對於氨基酸（蛋白質）

及脂肪的代謝作用都有基本關係，可預防白鼠某種皮膚病，及狗的貧血症，但對人尙不能確定，有人用以治療神經肌肉的疾病及孕婦嘔吐惡心的現象。

（四）缺乏時的症狀：

（1）貧血，及患癩皮病的肌肉神經症狀。

（2）肌肉無力，浮腫性肌肉萎縮，震顫性痲痺。

（3）粉刺，脂漏性皮膚炎。

（五）需要量——約爲二公絲。

（六）來源——酵母，肝，糙米，肉，魚，蛋，牛乳，豆類，花生。

普生酸（Pantothenic Acid）

是一種有機酸。對熱不穩定。如果缺乏時，可使雞生皮炎，鼠狐毛變灰，但對人類抗灰髮的功用尙不能確定。在患B種維生素缺乏症的病者血液中，普生酸的含量常比普通人少。它分佈很廣，差不多所有食物中都有，蛋黃、肝、腎、酵母、牛奶、糠、瘦肉、菜花、捲心菜、洋山芋、蕃茄、玉米、黃瓜、豌豆中含有很多。

葉酸（Folic Acid）

即維生素M，能助白血球，紅血球，血色素的增加。可以治療巨血球型貧血，癩皮病貧血，即營養性巨血球型貧血。葉酸在自然界分佈甚廣，肝、酵母、五穀、魚、雞蛋、骨髓、菠菜中含量甚多。

膽鹼（Choline）

是磷脂組織的一份子，有調節脂肪與磷脂轉變的功能，可以預防並治療脂肪肝或肝臟硬化。肝、心、腎、腦、蛋黃、舌、酵母、魚、水果、五穀、牛奶、硬果、菜蔬中均含有。

生物活素（Biotin）或維生素H

與脂肪新陳代謝有關，若是白鼠膳食中含量過多時，肝中膽固醇素與脂肪的量加多；如果缺乏，皮膚不易健全。肝、腎、雞蛋、蔬菜、五穀、硬殼果、牛奶、酵母內含量很多。

對氨苯甲酸（Para-amino Benzoic Acid）

有抗磺醯胺（Sulfanilamide）的作用，與動物色素新陳代謝有關，但對於人類的功用尚不能確定，有人以爲或能幫助其他維生素的利用。酵母、米糠、整麥、胚乳、糖漿中含量很多。

肌糖（Inositol）

能預防白鼠毛髮的脫落，並可刺激胃腸活動，及脂肪新陳代謝。酵母、整穀、牛奶、肉、硬殼果、蔬菜中均含有它。是一種頗爲穩定的化合物。

維生素B_{12}

此種因素存在於肝中。一九二五年忽布爾（Whipple）在美國以狗作貧血症實驗，餵以大量的肝，很發生效用，其後有密瑙脫及茂費（Minot and Murphy）等報告用大量之肝可以治療惡性貧血，且研究出該種因素存在於肝中者，並非葉酸，而爲維生素B_{12}，對惡性貧血的治療有較葉酸更大之效用。

自一九四八年起逐漸爲各醫師應用於臨床治療，而證明該素爲抗惡性貧血最有效的因素。

維生素C

（一）發現——壞血病在一七五七年就有人發現。這種病的顯著病徵，是皮下出血，牙齦出血或發炎，及腎上腺腫大等，航海的人患者尤多。後來有個醫生名叫克莫爾（Kramer）的，認爲航海者患該病，是由缺乏新鮮菜蔬的緣故。一九〇七年賀爾斯（Holst）及富理希（Frolish）二氏用飼養方法，以豚鼠作脚氣病試驗，結果却生了壞血症。至一九一九年才由研究而知壞血病是因爲食物中缺乏了一種營養素，遂稱之爲維生素C。一九二八年聖喬治（Szent-Gyorgyi）製成晶形維生素C。至一九三三—三四年哈列（Haworth and Reichstein）兩氏査明維生素C的結構，用人工方法合成之。

（二）特性：

（1）係白色結晶，易溶於水，爲水溶性維生素之一。

（2）性最不穩定，易受氧化及爲熱所毀壞，在銅質器皿及鹼性液中極易破壞。

（三）功用：

（1）維持細胞間聯絡組織的正常機能，對於骨、齒、血管、肌肉極重要。能刺激食慾，促進生長，增加疾病抵抗力，預防傳染病，如白喉及肺病等。

（2）促進體內氧化作用，維生素C爲一種細胞呼吸酵素的輔助物質，因本性極易氧化，在還原作用中佔重要的地位。

(3)與外傷癒合有關係。據近人的證明，維生素C可以促進外傷的癒合，當傷口癒合時，一種筋膠纖維即迅速產生，使傷口結疤；缺乏維生素C的人，身體產生筋膠纖維的力量薄弱，故傷口不易癒合，骨骼折傷的癒合，亦同樣需要此種筋膠纖維。

(四)缺乏時的病症：

(1)齒骨不固，血管脆弱，食慾不振，發育不良，抵抗力降低。

(2)壞血病(Scurvy)。其症狀爲貧血、皮下出血、口腔及消化器粘膜出血、關節腫痛、齒齦浮腫、潰瘍、出血、全身衰弱、消瘦、死亡。

(五)需要量：

成人每人每日需要量七十五公絲。

孕婦乳母其量加倍。

兒童每人每日需要量爲八十至一百公絲。

(六)來源——各種新鮮蔬菜水果中尤以酸味水果(Citrus Fruit)如檸檬、橘、柚、橙、香櫞、楊梅爲最多；蕃茄、蘿蔔、辣椒、綠茶、新鮮豆類都含有。

維生素D

(一)來源——在一八八九年戚得(Cheadle)就注意到輭骨病與食物的關係。到了一九一九年，英人莫倫畢（Mellanby）更用實驗方法，使動物發生輭骨病，迄一九一二年，麥科倫（McCollum更證明魚肝油中除含有維生素A外，還有一種能醫治輭骨病的其他維生素，他並且證明這一種維生素與維生素A非同一物質。一九二三年宙克（Zucker）用化學方法從魚肝油中取出了這種抗輭骨病的物質，大家公認它爲維生素D。一九三一年英人阿世寇（Askew）用紫外光線照射麥固醇，製成了晶形維生素D，稱爲鈣化醇。同時德人溫道仕（Windaus）亦用同樣方法製出晶形維生素D_1，後又製成D_2、D_3三種。

（二）特性——抗輭骨病的維生素至少已有十幾種發現，其中以D_2 D_3效力最强。D_2名爲沉鈣固醇（Calciferol），爲人造的維生素D，由麥角固醇照射紫外光線而成。D_3即魚肝油中所含之天然物質，可自減氫胆固醇（Dehydrocholesterol）照射而成。

（三）功用：

（1）爲鈣及磷質起代謝作用的必需物質，能促進鈣磷的吸收，維持血液中一定濃度，並能幫助骨中的磷酸化酶（Phosphatase）將有機的磷變成無機的磷酸，使鈣沉積而成骨質。

（2）爲全身代謝作用的促進素。

（四）缺乏時的病症：

（1）兒童患佝僂症（Rickets）即輭骨病，骨質脆弱，易折，軀骨外彎，膝骨內屈，骨端關節畸形發展，幼兒頭蓋骨不易膈合，及鷄胸等現象。

（2）成人發生骨質軟化症（Osteomalacia），以致骨骼畸形。

（3）齒質生長遲緩，齒質低劣，易生齲齒。

（五）需要量：

成人每日約四〇〇單位。

兒童每日每人約四〇〇至六〇〇單位。

孕婦及乳母每人需八〇〇至一〇〇〇單位。

（六）來源——魚肝油，蛋黃，魚，牛油，牛乳，肝，人身皮膚曝露於日光亦能製造維生素D。

維生素E

（一）發現——一九二〇年康克林（Mattill. Conklin）在麥芽油中發現鼠類生殖必需物質的存在，一九二三年秀爾（Sure）命名為維生素E，一九三六年由美人伊文思（Evars）提取純質。

（二）特性：

（1）溶於油脂，為油溶性維生素。

（2）不為熱及酸鹼所損壞，但極易氧化。

（三）功用：

（1）能輔助腦下垂腺分泌，促進卵巢黃體激素的產生，為安胎助產，促進生殖能力的重要物質。

（2）控制細胞的氧化作用，能維持肌肉的正常代謝，對於心臟及神經有特殊功用。

（四）缺乏時的病症：

（1）不孕，早產，習慣性流產，月經障礙，乳汁不足，男性之產生精蟲細胞退化，生殖能力永久喪失。

（2）肌肉萎縮，疼痛，痲痺，殘廢，腰背神經痛，肌肉性、血管性的心臟痛。

（五）需要量：

成人每天每人需要量約爲二至三公絲。

婦女需要量高於男性成人十倍。

（六）來源——麥芽油，各種植物油，植物種子的胚芽，尤以米麥胚乳、棉子中含量最富。菜蔬如生菜，白菜（黄芽菜），萵苣，花生，蛋黄，牛奶，瘦肉中都含有。

維生素K

（一）發現——這種維生素是一九三五年丹麥人戴門（Dam）所發現。缺乏這種維生素的人，血的凝結時間變長，且發生皮下或肌肉及腹內出血等病。一九三八年陶亦色（Doisy）證明了該種維生素的化學構造式，一九三九年有人工合成的維生素K問世，爲費色（Fieser）所發明。

（二）特性——該素呈黄色，最易爲鹼性液所毀壞，對於熱及光相當穩定。爲脂溶性維生素的一種。

（三）功用——爲人體肝臟製造凝血酶元（Prothrombin）所必需，在外科上可用作止血劑。

（四）缺乏時的病症：

（1）血液不易凝結，該素在消化道內有膽汁時，它才能被身體所吸收，黃疸病患者因爲膽汁缺乏，影響維生素K的吸收，如果動用手術，血液不易凝結，而流血不止。

（2）初生嬰兒斷臍帶時也易有流血不止的危險。

（3）皮下出血。

（五）來源——綠葉菜蔬中都有維生素K，如苜蓿（草頭），捲心菜，菠菜，花椰菜，蕃茄，蛋，乳，肝中也有多量。

維生素P

（一）發現——這一種維生素的化學名稱爲檸檬素(Citrin)，一九三六年聖喬治(Szent-Gyorgyi)發現檸檬皮中含有此種控制微血管滲透性的物質，一九四二年由華韋（Wawra & Webb）兩氏闡明其分子構造。

（二）功用——爲維持細胞及微血管膜壁正常滲透壓所必需的因子。壞血病中有爲維生素C所不能治療的，但可以用維生素P治愈。

（三）缺乏時的病症——鼻出血，皮下出血，及其他微血管性的出血症。

（四）來源——檸檬，橘子，蔬菜，水果等。

（七）水

水爲氫氧二原質化合而成，其公式爲氫二氧一（H_2O）。在人體各部組織內佔主要成分，成人體內三分之二至四分之三都是水分，即最乾的組織如骨骼，其重量的三分之一亦爲水，此外肌肉、肝等，都含多量的水，尤以腦部爲最多。如體內常度的水量減去百分之十時，則一切物理及化學作用必大受影響，如減去百分之二十至二十二，則有生命的危險。

（甲）人體中水的來源：

（一）飲料——飲水、湯、茶、菓汁、乳類等。

（二）食物——普通食物中皆含有水分，菜蔬，鮮菓更多。

（三）新陳代謝自製的水分——食物於細胞內氧化後，產生炭氣及水，據估計

（1）每百公分的脂肪，氧化後產生一〇七公分的水。

（2）每百公分的炭水化合物，氧化後產生五五公分的水。

（3）每百公分的蛋白質，氧化後產生四一公分的水。

（乙）功用：

（一）爲人體各細胞原槳質的主要成分，每個細胞皆有相當量的水分。

（二）促進消化及吸收作用。消化液的分泌，及滋養料的吸收，無不以水爲主。

（三）維持循環作用。水是血液及淋巴液的重要成分，運輸養料及廢物出入於各細胞間。

（四）協助排泄作用。體內的廢料及毒質必須有多量的水分冲洗於體外。

（五）水爲極重要的溶解劑，許多體內化學變化均在溶液中進行。

（六）調節體溫。人的體熱的散放隨外界的溫度而定，外界溫度低時，則血液中的一部分水移入體組織，因此體內水的蒸發較少。若空氣中的溫度超過體溫度時，則體內的蒸發加多，以散放熱，夏日最易出汗，即由此故。

（七）滋潤各組織的表面，如肺部的舒展，關節的轉動，腸胃和各臟腑的表面維持滑潤，以及口、鼻、眼等的粘液膜皆有賴於水。

（八）使肌膚柔軟，有伸縮性。

（九）止渴。

（丙）需要量：

（一）欲維持身體的正常生理狀況，在尋常情况下，每日每人約需水量二千至三千竓，約合十至十二茶杯。

（二）遇有特殊情形，如發燒、便祕、天氣酷熱、劇烈運動、辛勞工作等時，飲水量較平時更應增多。

（八）食物的消化

（甲）消化的定義：

日常食物中的蛋白質，醣類及脂肪等各營養素，入消化道後，多不能直接卽被吸收及應用，必須經過適當的變化，使複雜而不能溶化的，變成簡單而易溶化的，及分出滋養質及廢料，然後方能達到身體吸收及利用的任務，此種食物在消化道的變化作用，就是所謂『消化』。

（乙）消化作用的種類：

（一）機械作用（卽物理作用）——如食物在口腔內以齒磨碎食物，胃腸的環纖維肌及直纖維肌的收縮及蠕動，以幫助食物的分裂，混合及輸送。

（二）化學作用——此卽消化液內酵素（或稱酶）的作用，酵素係有機質（爲氨基酸的轉化物，或類似蛋白質之物）。每一消化器官分泌一種消化液，每一種消化液各含特別的酵素，發生迅速消化各種營養素的特殊功用，而自身並不發生變化。例如唾液中的涎素，只能消化澱粉而不能消化蛋白質；又如胃液中的酵素，可幫助蛋白質的消化，而不能消化澱粉。

（丙）消化的步驟：

（一）口腔的消化

（A）機械作用

（1）咀嚼——牙齒與舌將食物分裂磨碎，使食物變成小塊，同時有涎液與之混合，使消化進行加速，且食物變濕軟滑潤後，亦易於下嚥，又涎液能溶解有味的物質，使舌之味神經感覺其味。（涎液來自口腔內的耳下腺、舌下腺、和顎下腺。）

（2）能溶化糖類與涎液混合。

（3）固體脂肪如黃油等，能在口內化成液體。

（B）化學作用

涎液爲鹼性的消化液，中含涎液澱粉酶（Ptyalin），使澱粉先消化成爲糊精（Dextrin），再變成麥芽糖（Maltose），並含有麥芽酵素，分解麥芽糖爲葡萄糖。但對於纖維質等不能有什麼改變，只能使它軟潤，易於下嚥。一次所食的澱粉，不能全在口內消化，因在口腔內的時間甚短，多未經嚼爛，即行下嚥。

（二）胃內的消化——食物經食道而入胃端。在未述消化作用之前，特先將胃部的構造簡單說明於次：

胃的開口處有二，與食道相接之處，叫做賁門（Cardiac Orifice），與十二指腸上端相接之處，叫做幽門（Pylorus）。近賁門的一端叫做胃底（Fundus），胃底與幽門之間叫做胃的中部（Intermediate region）。

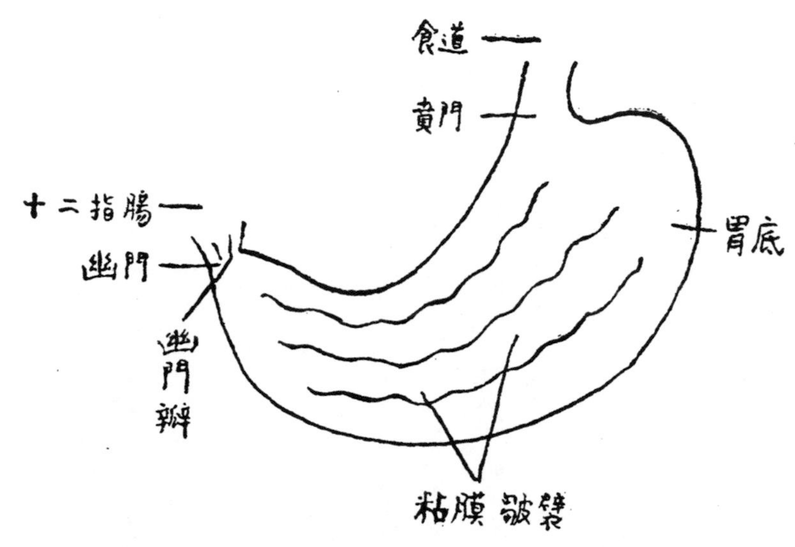

（A）機械作用

胃壁肌層收縮作用起於蠕動囊，平均每二十秒鐘一次，由賁門如波浪狀向幽門波動，胃肌的收縮亦由小而大，近胃底處的收縮力較弱，近幽門處的收縮力則强烈。胃壁肌肉的收縮動作，使食物由賁門入胃，先至胃底，漸與胃液充分混合而變化，使之更柔軟，而成爲粥狀之物，名爲食糜（Chyme）。食糜因胃壁的伸縮，向幽門推動，漸入十二指腸，在這酸性的食糜進入腸端時，即刺激腸壁使幽門關閉，待酸性食物與腸中鹼性腸液中和後，幽門方再開啓，以完成有規律的消化程序。

食物停留於胃內時間，約需一至四小時不等，因食物的多寡及種類而有不同，在普通情形下，炭水化合物停留在胃的時間最短，蛋白質次之，脂肪較長。液體及乳融狀的油較其他脂肪停留的時間爲短，脂肪及蛋白質的混合物最長，因此炸肉丸子最不易消化。

(B)化學作用

(1)當食物未與胃酸混合之前，涎液之澱粉酶，仍繼續進行消化澱粉的工作，直至全部食物皆成酸性，此作用卽行停止，因涎素僅能工作於鹼性狀態中。

(2)胃液中有兩種重要物質，一爲鹽酸(Hydrochloric acid)，二爲胃蛋白酶(Pepsin)，此外還有兩種酶，卽少量的胃脂酶(Gastric lipase)及凝乳酶(Rennin)。今將其功用分述於下：

(I)鹽酸的功用(鹽酸在胃液中的濃度爲百分之〇·二至〇·四)。

a. 使胃蛋白酶元(Pepsinogen)變爲胃蛋白酶，因新分泌的酵素，爲無活動力的胃蛋白酶元，須經鹽酸之作用後，方能成爲有活動力的胃蛋白酶。

b. 殺菌及防腐作用。能阻止由口腔進入的細菌生長及活動。

c. 使蛋白質變成酸化的蛋白質(Acid protein)，以適合於胃蛋白酶的作用。

d. 使肉類中組織纖維變軟，能受胃蛋白酶的消化作用。

e. 食糜中之酸，能刺激小腸的粘液膜，分泌一種分泌素，此種分泌素，由血液帶至胰腺，而刺激胰腺液的分泌。

(II)胃蛋白酶。使酸化的蛋白質分解爲蛋白初解物(Proteores)及腖(P ptones)。

(III)胃脂酶。能分解乳融狀的脂肪，如牛奶及蛋黃的脂肪，而成脂肪酸(Fatty acid)及甘油（Glycerol）。

（IV）凝乳酶。能使乳中的蛋白質凝結成豆腐狀的小塊，這樣才能使它停於胃內，而有時間受胃蛋白酶的消化，因流體物離胃入腸甚速之故。蛋白酶將凝塊的蛋白素（Albumin）及乾酪素（Casein）消化成腖。

（三）小腸內的消化

（A）機械作用

食糜至十二指腸，則暫停留於其間，至積存較多時，則向前運送，小腸繼續胃的蠕動，使食物能完全與消化液混合，且漸向下運送。

小腸的肌肉運動有

（1）節律運動（Rhythmic Segmentation）。這是環肌纖維的收縮，使食物分裂為小塊，如此繼續收縮，使食物與消化液混合。

（2）蠕動運動（Peristalsis）。當環肌纖維收縮時，直肌纖維即以波狀收縮，助環肌纖維的動作，且送食物徐徐向下運行。

（3）絨毛（Villi）作用。小腸的內壁，有極細的針狀物，叫做絨毛，當食物消化至適當程度時，絨毛即幫助食物的吸收作用。

（B）化學作用

食糜入腸之後，由食物的酸性作用，即刺激胰腺液、胆汁和腸液的分泌。這些消化液是鹼性的，將食糜內的酸中和，再使之成爲鹼性。

胰液是胰腺所分泌的消化液，內含胰澱粉酶（Amylopsin），胰脂酶（Lipase），和胰蛋白酶（Trypsin）。

腸液爲腸的粘膜所分泌的消化液，內含有腸蛋白酶（Erepsin），麥芽糖酶（Maltase），蔗糖酶（Sucrase），及乳糖酶（Lactase）。

胆汁中無酶，但它所含的膽酸鹽（Bile salts）能使脂肪乳化，因此有協助脂肪消化及吸收的功能，今將小腸內的消化分述於下：

（1）蛋白質的消化

（a）胰蛋白酶使已受胃液消化，而尚未完竣的蛋白質，繼續分解爲蛋白初解物，而後再消化成爲腖及氨基酸。

（b）腸蛋白酶使已消化的蛋白質，如蛋白質初解物及腖等，分解爲氨基酸。

（2）脂肪的消化

（a）胆汁能分裂脂肪使成乳狀，助脂肪易於消化。

（b）胰脂酶能使乳狀脂肪變爲甘油與脂肪酸。

（3）炭水化物的消化

（a）胰澱粉酶，此酶的功用與涎液相同，凡未經消化的澱粉，至小腸時，即被此酶分解，先變成糊精，後又成爲麥芽糖。

（b）麥芽糖酶，能分解麥芽糖爲葡萄糖。

（c）蔗糖酶，使蔗糖變爲葡萄糖及菓糖。

（d）乳糖酶，使乳糖分解爲葡萄糖及分解乳糖。

（e）粗纖維不能受消化液的影響，因此無任何的化學變化，祇被消化液浸泡濕潤，由大腸排出而已。

（四）大腸內的消化

（A）機械作用——食物經過小腸之後，百分之八十五巳被消化而吸收，進到大腸的，多是不能消化的殘渣，大部份爲纖維及不易消化的蛋白質等。同時食物中的水份多已被吸收，其質漸呈固體之狀。大腸與小腸之間，有結腸瓣（Ileocecal Valve）此瓣祇許食物入大腸，而不許食物返回入小腸。關於大腸的肌肉運動可分下列四種：

（1）節律運動 ｝運動情形與小腸同
（2）蠕動運動 ｝

（3）反蠕動（Antiperistalsis），在大腸之前半段，使食物徘徊於大腸的時間較久，其中可以消化而未消化者，則有機會被大腸消化或吸收。

（4）大蠕動（Mass peristalsis），爲排泄時大腸的環繊維肌與直繊維肌的强烈收縮作用，以達到完成排泄的目的。

B化學作用

（1）大腸只分泌一種鹼性液體，而無酵素在內，此種鹼液能助小腸未消化完竣的食物在大腸的前半段繼續進行消化，及至結腸（Colon）時，已多爲未消化的殘餘渣滓。食物停留在大腸內的時間最長，約爲一日。

（2）大腸的下端，內有無數微菌，此種菌類是與食物一同進入體內，大部在胃中已被鹽酸撲滅，其殘餘的一部份，則侵入大腸內繁殖。健康人體的腸管內所棲息的細菌，有起腐敗作用的害菌，然而也有益菌，例如嗜酸桿菌（Bacillus acidophilus），該菌不僅使醣類變成乳酸而殺滅病原菌，且有防止腐敗菌繁殖的能力。

（3）排泄物（糞）內所含之物：

（a）不消化之物，如繊維及不能消化的澱粉及蛋白等。

（b）細菌，三分之二是已死的細菌。

（c）腸內脫下之上皮細胞。

（a）黏液。

（e）未被吸收的礦物鹽類，如鈣、鐵、磷及鎂等。

（f）顏色—糞色是由膽汁帶來，故呈棕綠色。

（g）臭味—是由蛋白分解所產生。

（h）氣體—含有CO_2，H_2，CH_2，H_2S，其中以H_2S味最爲顯著，此種氣體是因腐化作用及發酵作用所產生，有時有利大便的排泄。

總而言之，食物經消化作用之後，蛋白質變爲氨基酸，醣變爲單醣，脂肪變爲甘油與脂肪酸，才能被腸膜吸收，而直接或間接分佈於身體的血液內。以上三種食物，能供給熱能，且在消化道內的變化，亦較複雜，故特再列表說明於後，至於礦物質，維生素及水，這三種食物，在體肌中有調劑身體的功能，但於消化道內無甚變化，故不多述。

各種消化酶的功用及分泌的器官

營養素	酵素	分泌的器官	化學作用
炭水化合物	涎液（即涎液澱粉酶）	口部	分解澱粉爲糊精再變成麥芽糖
	胰澱粉酶	小腸	同右
	麥芽糖酶	小腸	分解麥芽糖爲葡萄糖及果糖
	蔗糖酶	小腸	分解蔗糖爲葡萄糖及果糖

	乳糖酶	小腸	分解乳糖爲葡萄糖及分解乳糖
脂肪	胃脂酶	胃部	分解乳融狀的脂肪成脂肪酸及甘油
	胰脂酶	小腸	同右
	胆汁	小腸	分裂脂肪，使成乳狀，助脂肪易於消化
蛋白質	鹽酸	胃部	使胃蛋白酶元變成胃蛋白酶 使蛋白質變成酸化的蛋白質
	胃蛋白酶	胃部	使酸化的蛋白質分解爲蛋白初解物
	凝乳酶	胃部	使乳中的蛋白凝結成豆腐狀之小塊
	胰蛋白酶	小腸	繼續分解蛋白質爲蛋白初解物，而後成爲腖及氨基酸
	腸蛋白酶	小腸	使蛋白初解物及腖分解爲氨基酸

（九）熱量與新陳代謝作用

（一）熱量的來源及意義——太陽是熱力的來源，人體不能直接取太陽之熱，來作爲工作進行的原動力，而必須食取受太陽作用而生長的植物所製成的食料，或各種動物食物，這種食物中所含的炭水化合物，脂肪及蛋白質，在身體內經氧化作用後，所放出的熱能，就是營養學上所謂的熱量。嬰兒祇靠喫乳而能够產生體溫和體力，是因乳中含有乳糖，脂肪及蛋白質，在體內發生氧化作用而發出了熱，同時並有二氧化碳及水產生。

（二）熱量的單位——物理學上所用之熱單位爲『卡路里』（Calorie）這是使一竓（1c.c.）的水升高攝氏一度時所需的熱量。生理學上的熱單位，則千倍於此，稱之爲『大卡路里』，即一千竓之水升高攝氏一度所需的熱量，在營養學上通常簡用『卡』來表示它。

（三）食物發熱的測定——普通所用測量食物發熱的器具爲測熱器。此器的構造是一隻金屬小器皿，置於盛定量水的器皿中，盛水的器皿有不傳熱的雙層四壁，以免熱的外溢。將金屬小器皿中裝滿氧氣，欲測量的食物置於其中，並與電線相連。通電流後，食物即起燃燒，其所放的熱傳於水，而使溫度表由所升之溫度，可計算定量的食物所放之熱的卡數。此外尚有一種氧氣測熱器，由氧氣的消耗，可知食物放熱的卡數。

根據實驗結果，由測熱器測得純粹的炭水化合物每公分（gram）平均產生四・一五卡的熱量；純粹的脂肪，每公分平均產生九・四一卡的熱量；純粹的蛋白質，每公分平均產生五・六五卡的熱量。然而食物在體內完全燃燒後，有一部份的熱，要排出於體外，同時食物中的炭水化合物，脂肪及蛋白質，有一小部份未完全消化而經大腸排出，因此實際上在體內所利用的熱量比在測熱器所測的爲低，故生理有效熱量，通例規定如次：

一公分炭水化合物放熱爲四卡
一公分脂肪放熱　　九卡
一公分蛋白質放熱　　四卡

由以上三種營養素的放熱量，即可計算每種食物放熱的數量。

（四）人體爲何需要熱量——人正如一座永遠活動，沒有休息的機器，他生存着所需各種工作的進行，都要賴熱量的供給。如孕婦腹中胎兒的形成及發育，乳母乳汁的分泌，兒童維持健全的生長等等，都需要供給相當的熱量。關於人體的工作，可分兩種：

（1）身體內部工作的進行——人於靜臥休息時，體外的工作雖暫停止，但體內的工作，如心的跳動，肺的呼吸，血液的循環，腸胃的蠕動，各種腺的分泌，腎的排泄，肌肉的收縮等，依然進行不息，不容一刻間斷，此種內部不間斷的工作所需的熱量，乃是人體需熱的最低限度，這就叫做基本代謝作用。

（2）體外工作的進行——四肢的動作及頭肩的移動，都需要熱量，所需熱量的多寡，當視肌肉動作的程度而定，用力越大，且工作時間較長，則所需之熱量愈多，所以勞動者的食量較勞心者的食量大。

所謂人體的總需要量，即基本代謝所需的熱力及體外各部動作所需的熱力，兩者相加的總數。

（五）人體所需熱量的測量——人體所需熱量的測量器亦有兩種：一種爲直接測熱器，它的構造與前述第一種食物發熱的測量器相同：將人置於特製的容器內，如長盒狀，可以橫臥在內，四壁爲不傳熱的絕緣體，通以氧氣，同時裝水管以吸熱，由溫度表所升的溫度，卽可測得人體所需的熱量。此種測熱器價値過昂，且體積過大，提攜不便，故通常所用的是第二種，稱間接測熱器，由呼吸所消耗的氧氣量，以計算人體在各種情形下所需的熱力。

基本代謝（Basal metabolism）的測量法：當人的身體完全舒弛，休息於極安適之室內，已由十二至十八小時未曾進食，體外的動作皆已停止時，則其所發的熱量，卽基本代謝的熱量。

此種測量可於淸晨醒臥於牀，未進早餐之前行之，爲旣簡便，且較準確的基本代謝測量法。其計算法：以體重爲單位，按每一公斤體重，每小時內需熱一卡計算。假如有一青年男子，體重六十五公斤，則一日所需基本代謝熱量爲

1×24×65＝1560卡

（六）影響基本代謝的原因——每個人的個人基本代謝率，在健康時是相同的，但人與人之間就

各有不同，它影響基本代謝的原因，有下列各因素，今簡單說明如次：

（1）年齡——幼年時期最快，因生長及發育之故，中年時期則較平衡，老年者則漸低。

（2）性別——男子較女子的基本代謝爲高，因身體組織不同，且男子肌肉較多。

（3）體重——體重重的較體重輕的爲高，因基本代謝與人體肌肉的多寡成正比，而代謝作用進行於肌肉間之故。

（4）身高——身體較高者的基本代謝高於身體矮者；因基本代謝與身體面積成正比。

（5）身體面積——身體面積較大的，如體胖者，其基本代謝亦高。

（6）肌肉運動量——喜愛運動及工作較多的人，其基本代謝較逸居者爲高，因此普通人在睡眠時亦低。

（7）體溫——如體溫低時，則身體的基本代謝較高，因此時體內工作加强，內分泌增多之故。

（8）內分泌——內分泌與基本代謝率有密切的關係，內分泌腺分泌過多時，能使體內基本代謝加速，若分泌過少，又能使基本代謝進行緩慢，如甲狀腺、腎上腺等，都能影響基本代謝。晚近醫界多以基本代謝的速度，診斷內分泌的疾病。

（9）情緒——重情感及喜怒無常的人，他的基本代謝較正常時爲高，這是由情緒激動時內分泌增多所致。

（10）膳食——膳食中所含的質量與基本代謝亦有相互的關係，如膳食中含蛋白質量高，則基本代謝亦高，如含碳水化合物較多，則基本代謝較低。

人體所需熱量，因性別、年齡、職業而各有不同，今列表於後，以便參考：

各種職業及性別不同者每日所需的熱量（卡）

動作		每日的總需要量（卡）		每日每公斤體重的需熱量（卡）	
		男（體重六十五公斤）	女（體重五十五公斤）	男	女
休息	靜坐 靜臥	二〇〇〇—二三〇〇	一六〇〇—一八〇〇	三一	三〇
坐而工作	書記 學生	二三〇〇—二八〇〇	二〇〇〇—二二〇〇	三八	三六
站或行走工作	護士 侍士	二七〇〇—三〇〇〇	二三〇〇—二五〇〇	四二	四一
重工作	體操教員 車夫	三〇〇〇—三五〇〇	二五〇〇—三〇〇〇	四九	四六
極重工作	石匠 鐵匠	四〇〇〇—六〇〇〇		七一	

各年齡兒童每日所需的熱量（卡）

年齡	男孩（卡）	女孩（卡）
兩歲以內	九〇〇—一二〇〇	九〇〇—一二〇〇

二至五歲	一〇〇〇—一五〇〇	九八〇—一四四〇
五至八歲	一三〇〇—一八〇〇	一二二〇—一六八〇
八至十一歲	一六〇〇—二二〇〇	一四六〇—一九五〇
十一至十四歲	二一〇〇—二九〇〇	一七五〇—二三五〇
十四至十七歲	二六〇〇—三四〇〇	二〇五〇—二五五〇

（十五）穀

我們一日三餐，餐餐都少不了五穀類的食物。譬如日常吃的米飯、麵條、麵包、饅頭、大餅、掛麵、小米粥、珍珠米等等，都是五穀類的食品。東方是產米的地區，有多少兒童的生長及成人的生活，一部分要借助於它的供給及維持。五穀既是我們每天的主要食糧，那麼對於它們的構造成分，及營養價值便不得不加以重視。尤其是在我國，南人食米，北人食麥，因此米麥實在是國人的主要食物。

蛋白質——稻麥種實中蛋白質是次等的，其營養價值不高。就分佈而論，愈居於外面部分所含的蛋白質愈高，其營養效能亦係外層者較內部者為優越。米糠麥麩中的蛋白質含量較白米、白麵中的約高一半，其營養效能亦大為懸殊，麩糠居於乙等，白米、白麵則列於丙丁等。

礦鹽——穀類中的礦鹽大部份存在於糠麩及胚內。至於仁部(白米、白麵)所含的不過小半而已。糙米、黑麵中的礦物質比較白米白麵約高一二倍，尤其以磷、鐵為最顯著。

維生素——穀類中的維生素都存在於糠麩及胚內，他處含量甚少，因此在糙米及黑麵中，維生素A、B_1、B_2均備有着，而白米白麵中則幾乎完全缺乏。我國南方脚氣病的盛行原因即在於此。

炭水化物——穀類最富於炭水化物，所以是熱量的主要來源。穀類也是最經濟的食料。普通常用的是麥與米，其構造可以分作穀皮、穀膜、穀體與穀胚。穀體佔穀粒全部的十分之八至九，富於炭水化物、蛋白質、惟礦鹽與維生素含量甚低。穀皮與穀胚佔全部的十分之一至二，含有脂肪及大量礦鹽與維生素A、B、E。我們常常爲了嫌米粗糙而把它碾白，於是穀皮與穀胚都被碾掉，而餘下的，僅有穀體，於是礦鹽與維生素也全損失了。

分類——穀類可分爲粗糧、細糧二類。粗糧富有炭水化合物、礦鹽（鐵、磷、銅、錳）、蛋白質、脂肪及大量維生素B，如黃米，紅米，小米，玉米，高粱，糙米，糙麵，蕎麥，雀麥等都是。凡是經過磨碾一次而穀膜及穀胚仍存在的，皆含有無機鹽，維生素及脂肪。

細糧含有炭水化物，蛋白質，其他營養成分很少，凡是穀皮與穀胚都磨掉，即是細糧，如上等白米、白麵、切麵、白麵饅頭等。這些因爲都是僅由穀體所組成，所以含有炭水化物成分頗高，並含相當量的蛋白質。

保存法——磨碾過的白米、白麵比較粗米、粗麵易於儲藏，因爲含脂肪量少而不易生蟲。此外乾燥的地方和低的溫度都利於儲藏。

烹調法——普通將米淘洗過久的，對於營養素的損失大有關係，可以損失熱量百分之十至十五，蛋白質百分之十，維生素B百分之八十。不過因爲米中常有雜物、蛀蟲，所以應當儘先將雜物揀出，用足够的水洗淨即可。

還有米煮熟以後，維生素和礦鹽，多溶於水中，所以米湯中，常含有很高營養素的成份。我們如果用撈飯的方式，當米煮至半熟時，將米湯撈去作漿衣服或者倒去，營養素便隨米湯而損失，不倒去米湯則可保存原有的營養成分。

（十一）菜　蔬

菜蔬是屬於保護食品（Protective food）的一種，有益於人體，是我們日常膳食中所不可少的食物。它所含的營養成分很高，有水分百分之六十至九十五（這種水分在煮菜時就可以看得出，加一點水合煮，煮成以後，就比原來的水分更多），還有細的纖維。這種纖維，雖然不能爲人體所消化吸收與利用，但是能刺激大腸，使大腸蠕動，大便通暢，有益於人體的衛生。我們平常若是不吃青菜或者吃得很少，則纖維質不足，大便乾燥，有便結的現象。所以菜蔬中的纖維質實是一種有益無害的天然瀉劑。菜蔬更富於礦鹽、維生素和有機酸，但是我們不能從菜蔬得到蛋白質、脂肪和大量碳水化物。

（甲）菜蔬的性質：

（1）礦鹽——菜蔬所含的礦鹽都是有機鹽，當食物在體內分解以後，這些鹽類供給的鹼質，使中和他種食物中的酸質，如此以保持體中的酸鹼平衡。菜蔬爲鈣、磷、錳、碘、銅、鐵以及鹼質形成元素的重要來源，綠葉菜蔬當中尤其富有鈣和鐵質。

（2）維生素——有色菜蔬中含的維生素量最是豐富，如維生素A、B_1、B_2、C及P等皆有。不過各種維生素性質不同，所以我們處理的時候應當略加注意。維生素A不溶於水，不易因烹調而損失；維生素B_1溶於水，能保持於酸液中：維生素B_2及菸鹼酸也溶於水，在酸液中較佳；維生素C及P

最易受到時間及溫度影響而損失，溶於水，易保持於酸液中。

（乙）菜蔬的種類：

（1）葉類——菜蔬中，如蔬菜、白菜等，最富於維生素及礦鹽。凡是動植物的器官中所含的維生素量的多寡，可以它的代謝作用的遲速爲判斷。葉部爲植物器官中代謝作用最速的部分，所以最富於維生素，並且葉薄的比葉厚的爲佳，深綠色的又比淡綠色的好。外部葉皮比菜心好，並且和陽光有直接接觸的部分常是營養最豐富的地方。綠葉中含鐵質最多，並且有少量的鈣鹽，但是僅有少量的蛋白質、脂肪和碳水化合物等。

（2）豆莢類——如四季豆、扁豆、豌豆等。其中蛋白質的成分較高，碳水化合物最多，維生素A及B頗豐富。

（3）根類——如蘿蔔、番薯、洋芋、百合等。其中大都富於碳水化合物。但其脂肪與蛋白質的成分和葉類相似，其無機鹽與維生素的成分則稍遜於葉類。

（4）瓜類——如南瓜、冬瓜等。其中以碳水化合物含量較高，黃瓜或綠色瓜的維生素A與礦鹽比較多，其他的營養成分很少。

（5）果類——如蕃茄、辣椒等。蕃茄含有維生素C、P及A，礦鹽甚豐；新鮮的辣椒成熟變紅時，營養素含量較豐，維生素A及C很高，維生素B_1以青者較紅者爲稍多，維生素B_2亦有存在，維生素P相當高，成熟時尤高。所以果類以在成熟變紅的時候，一切的營養價值最高。

（6）莖——如芹菜、蕎子杆等。其中維生素A、C、P與礦鹽都不少。
（7）花菜——如菜花、菜苔等。其中富有維生素C。
（8）豆芽菜——如發芽豆、綠豆芽、黃豆芽等。豆芽菜是國人主要的一項特色食品，它普遍地用於膳食之中，不分季候地製造供應。乾豆是沒有維生素C的，但浸於水中發了芽，維生素C就生出來了，而在子葉部的成分尤其高，維生素P的含量也相當多。豆類發芽的時候若是得到日光，其維生素C及P的含量常較於黑暗中發芽的爲多；換言之，日光具有提高維生素C及P的效能，這大抵是與葉綠素的生成有關。

（丙）保存法：

（1）冷藏——放在冰窖或冷藏室裏面，可以使新鮮的菜蔬有一個短時間的不腐壞。
（2）罐頭——由於科學發明的進步，不易久存的新鮮菜蔬，可能使它長期保存。祗要罐頭做得好，全部消毒而保存於通風乾燥的架子上，可以保存到一二年。這樣運輸也便利，我們可以不分季節地吃到各類菜蔬。用科學方法製成的罐頭菜蔬與新鮮菜蔬的營養價值是相等的。
（3）加鹽——加鹽是改變內質，使它易於保存。
（4）加香料——如泡菜。
（5）晒乾——如乾菜。
（6）醬果——如瓜果類可以製成醬果保存。

（7）加熱。

以上幾種方法都是極好的保存方法。

（丁）烹調法：

經過伯德生（Peterson）和赫伯德（Huppert）的觀察，當蔬菜烹調的時候，各種營養素溶於湯水中，因烹調法的不同而其損失量也各異，如用蒸氣壓力蒸法，有百分之十五至三十失去，用普通水煮法，有百分之三十至四十失去。

（戊）如何減少損失：

（1）要吃新鮮菜蔬，

（2）臨煮以前先洗後切，

（3）要切成大塊，

（4）如用猛火炒熟，時間須短，

（5）不加鹼，

（6）要吃菜也吃原湯。

（己）其他：

菜蔬中除了所含的營養質有益於人體之外，它的種類、色澤、香味、質地都能令人開胃，百吃不厭。膳食中若是能包含適量菜蔬，尤其是葉菜，最能使人腸胃健康，延年益壽。

（十二）豆類

豆類原是菜蔬的一種，因爲它具有特殊的營養價值，在我國人民的營養上佔有重要的位置，因此將豆類特別再提出來敍述一下。

豆類中的蛋白質是很豐富的，素膳中蛋白質的主要來源便是豆類。大多數豆類的營養價值及不到肉類那般高，它所含的脂肪亦不很多，但是富於碳水化合物，維生素B及鐵、磷、鈣三種的無機鹽，是豆類的特點。

種類——豆類的種類很多，新鮮的有毛豆、鮮蠶豆、鮮豌豆等。乾的有黃豆，綠豆、赤豆、白雲豆、青豆、豌豆、黑豆、大豆等，此外還有各種的豆芽及豆類製品。

營養成分——新鮮的豆類，都含有相當豐富的ABC三種維生素，其蛋白質的含量頗高，澱粉亦不少，水分相當多，礦鹽貯藏甚豐富，豆類的顏色及其生長期與其營養價值極有關係，鮮嫩的時候顏色綠而水分高，維生素及礦鹽含量均豐富，味甜而可口。脂肪的含量，新鮮的毛豆中百分之七，新鮮的蠶豆只有千分之五。

黃豆——乾的豆類，普通蛋白質和脂肪都是豐富的，還有礦鹽和維生素也很多。乾的豆類當中尤其以黃豆及其製品爲最重要。黃豆的蛋白質是植物蛋白質，當然比不上肉類和蛋類乳類中所含蛋白質的營養價值，可是黃豆的蛋白質比之普通的植物蛋白質則營養價值要高些，所以它可以說是介於兩者之間。蛋白質是由各種不同的氨基酸所組成的，在那些氨基酸內有十幾種爲我們身體所必需，而是只有從食物中才能得到的。黃豆的蛋白質就含有這十幾種重要的氨基酸，所以也是上等蛋白質的一個來源。大豆的蛋白質同時又是很容易爲人體所利用的，因此在經濟力量有限的情況之下，我們必須多多利用黃豆，以解決國人所需的蛋白質的問題。

黃豆所含的油量佔到總數的百分之二十。其他的豆類則都沒有這樣多的油量。像我們常吃的乾綠豆僅含油量千分之十五，比起黃豆來要差上十多倍。這也是黃豆的一個優點。

黃豆所含的碳水化合物極少，可是都是糊精和醣，極易爲身體所利用的。

黃豆所含的無機鹽有磷、鈣、鐵、鎂這四種都是構成骨骼及組織、血球所需要的，可惜鈣的含量並不很高。

黃豆所含的維生素以B種爲最多，其他較少。

鮮黃豆與乾黃豆的成分比較（每一百公分）

	蛋白質	脂肪	碳水化物	熱量	鈣	磷
毛豆（鮮黃豆）	一五·二〇	七·一〇	九·七四	一六八卡	〇·一〇〇	〇·〇〇六四
黃豆（乾黃豆）	四〇·五〇	二〇·二〇	二一·〇〇	四四〇卡	〇·一九〇	〇·〇一〇二

黃豆的製品很多，其加工製成的有豆腐、豆腐乾、百葉、豆腐花、腐乳、豆筋、豆腐皮、豆漿、醬油、豆粉、豆油等。這些食物常常另外再加些別的東西(如香菌，青菜，蝦米等)，使豆腐類樣式改變，以增高它的營養價值。

豆皮含有蛋白質，脂肪最是豐富，滋味也好，爲素膳席上不可少的菜。

豆油爲植物油中最好的一種，因爲它含有少量的維生素A。

醬油的原料也是黃豆，它的鮮味就是由於黃豆中蛋白質分解而來的。

豆漿、豆腐花，都爲幼兒良好的經濟飲料。我國牛乳的供應甚少，豆漿便成爲普通的代乳品了。

豆類在營養上的重要性卽在其能供給豐富的上等蛋白質，其他乃是次要的。我們如能多多利用豆類，尤其是黃豆，它的蛋白質可以補助我們膳食中蛋白質的不足。

豆類的儲藏法——乾的豆類卽是把新鮮的豆類經過陽光晒乾以後而得到的。可以把它們放入儲藏室中，但儲藏室中必須空氣流通而乾燥，否則容易先生霉，後生蟲。

果實的色、香、味，是人人所喜愛的。它不像吃其他食品那樣的麻煩，必須經過烹調以後才能够食用。它雖然不能供給很大的熱能，却具有極良好的保護健康的價值。差不多所有的鮮果都不含有多量的澱粉質，但除了香蕉以外，大多數的水果中的碳水化合物都是能被身體所利用的。普通水果含有百分之八十至九十左右的水分，蛋白質及脂肪都很少，所以若是用水果來當作熱能的來源，那是非常不經濟的。至於它們所含的礦物質及維生素，却是非常豐富。

（十三）水　果

水果內含有許多不同種類的酸，如檸檬酸、蘋果酸及酒石酸等。就中以蘋果酸及檸檬酸分佈最廣。此外梅、李及紅莓等裏面更含金雞納酸及安息香酸，菠蘿內含有草酸鹽類。凡是含有檸檬酸、蘋果酸及酒石酸的水果，吃到人體內，經過代謝作用，所得的產物是鹼性的，因爲這些酸類都是極易氧化而失掉原來的酸性，這樣留在體內的就祇有灰分內的礦物質，如鈣、鉀、鈉等成鹼元素，於是維持了體內的酸鹼平衡。

果皮與果肉有相當的營養價值。有時果皮內所含的維生素反而高於果肉的。據實驗的結果，不去皮的蘋果所含的維生素C比去皮的蘋果的高出二倍至六倍之多，而蘋果皮內還有一種酵素，可以防止蘋果內的過分利便作用。由此可知，果皮正有可被人們所利用的價值。

果實大致可分爲二類，一種是鮮果，另一種就是乾果。水果中最普通的是柚、柑、橘、檸檬、蘋果、香蕉、葡萄、桃、李、杏、柿、梅、枇杷、楊梅、梨、甘蔗、櫻桃等。水果的功用，就是可以用來避免或矯正特別的病理及疾病，和增加身體的抵抗力，而最重要的營養上的功用，就是可以補充他種食物所缺乏的，例如單吃五穀類或肉類，一定會引起各種營養性缺乏症，若是能每天加食一二種水果，不但可以避免這些病症，而且可以增加活力和促進體格的健全。水果有這樣的益處，它的原因是由：

（一）水果含有極豐富的維生素，尤其是維生素C，它具有抗壞血病的功用。每日能飲一杯鮮橘水，或者吃兩隻廣柑，那麼維生素C的需要量便已足够人體的需要了。

（二）水果內含有鉀鈉二種元素，所以是成鹼食物。這些食物可以供給身體的成鹼元素，以維持體內的酸鹼平衡。

（三）水果可以增加排洩作用，因爲果內含有多量的纖維與水分，常吃可以避免便祕。

（四）水果的色澤美觀，人人喜愛，可以增進食慾。

乾果的製法，是以果實晒乾，如桃、杏、棗、葡萄和桂圓等。乾果內的維生素C已經消失，但是含有百分之四十至六十的碳水化物，而且以蔗糖的成份最多。我國人常有以桂圓棗子爲補血之用。其生理價值雖然不知道，但鐵質多是它的一個原因。有許多乾果內含百分之五的蛋白質，但這種蛋白質不如動物蛋白質。我國人常有用陳皮作藥物和食品的，這是因爲福橘皮中含有芳草油百分之三十七·

五，橘中並含有維生素A極豐富，幾乎相等於魚肝油，而橘皮中的含量更高出橘肉的三四倍。新鮮橘皮中也富於維生素B。果皮中的維生素P含量也較果肉中的爲豐富，由一倍至三、四倍。至於橘皮中含量最多的是檸檬酸，由此可知陳皮的營養價值之高。我們爲了利用廢物，促進大衆的健康起見，或許可以提倡利用橘皮來代替魚肝油中維生素A。

水果除了晒乾以外，還有二種製法，一種是聽頭水果，另一種是果醬，都是保藏水果的良法。水果有時可以煮而食之，但煮後維生素C差不多已全部損失。若是煮的時間少些，或許可以減少損失。罐頭水果如桔子菠蘿等，能保存原有的維生素C，因爲罐頭食物是與外界空氣隔絕的，所以不容易損失維生素C。

水果內還有一種特別物質稱爲黏膠質（Pectin），它有黏固的特性，所以可以把水果製成果醬。果醬是最好的熱能來源。因爲內中含有纖維果皮，可以避免便祕。此外橘內更含有少量維生素C，而果醬內所含的糖分又極易爲人體所利用，因此多食果醬極爲有益。

（十四）乳　類

乳是一種含營養素比較最完備的食品，所含上等蛋白質極適宜於生長及補充細胞。所含的炭水化合物爲乳糖，所含脂肪，顆粒細小，因此較他種脂肪易於消化。又富於鈣及磷，其他無機鹽亦頗多。祇是鐵與銅質頗缺乏，維生素中除C種含量較少外，餘皆甚多。

乳的種類很多，有人乳、牛乳、羊乳等，其成分雖各有不同，但所含營養素都是很豐富的；並與飼料和季節有關，飼料好，陽光充足和青草多的時候，牛吃了這種飼料，奶的成分也好。

蛋白質——乳類所含蛋白質有三種，爲乳酪蛋白（Cesein），乳卵蛋白（Lacto Albumin），及乳球蛋白（Lectoglobulin）。乳酪蛋白的成分最高，與幼小動物和嬰兒的營養有關的，乳卵蛋白含量次之，乳球蛋白量最少，這三種蛋白質都是有益於人體的。

脂肪——乳類所有的脂肪，因爲球小精細，容易消化和吸收。

乳糖——乳內含有的乳糖有助於嬰兒生長，亦易消化和吸收。

鑛質——乳類所含的礦鹽極適合小動物身體的需要，它含有豐富的鈣與磷，皆極易爲身體吸收與利用，但所含鐵與銅較少，不足供給嬰兒需要，幸初生嬰兒體內有足供六個月的鐵質儲存量，奶中所有的鐵質尚敷應用，六個月以後，則鐵質的量漸少，而乳中所供給的量又少，必須加添多含鐵的食品，如蛋黃，菜泥，煮熟水果等等，使鐵的供給量不致間斷。

維生素——有足量的A、B、C、D、E五種，A、D最多存於奶脂肪內。B_2相當豐富。乳中雖含有維生素C，但一經消毒或煮開後，則含量減少，吾人飲乳，目的在由奶中獲得重要的營養素，即爲他種食物中所不能供給者，維生素C則可由水菓，蔬菜取得之，哺乳嬰兒必須隨時輔佐以鮮橘汁，橙汁或蕃茄汁，以獲得維生素C。

嬰兒食品，母乳最佳，如不可能，普通常用的是牛乳，次爲羊乳。不拘何種乳類，須新鮮而質純和消毒完全。關於消毒方面，平時市上所售的牛乳，瓶上寫明消毒牛奶的，即將牛奶加熱至華氏表一百四十五度，過三十分鐘使溫度降低，冷後裝瓶，要是消毒手續辦得好，這樣的溫度可以殺死多數病原細菌（這是指可靠的消毒法），我們可以安全的飲下，如果得不到這樣安全的消毒乳時，只要將牛奶煮開二三次，同樣能够消毒。這個方法是很簡單的。

乳類成分比較（百分比）

種類	脂肪	炭水化物	蛋白質	灰分	鈣	鐵
人乳	三·五	七·五	一·二五	○·二○	○·○三四	○·○○○一
牛乳	三·五	四·七	三·四	○·七五	○·一二二	○·○○○四
羊乳	四·二	三·八	四·○	—	○·一二八	—

保存法：

（1）平時新鮮乳類是中和性或很弱的酸度，時間過久則酸度增加，原因是因奶中一部份的乳糖變成了乳酸，放置越久，乳酸增多，使乳中蛋白質凝結而成豆花狀。乳類常因溫度不適而變質，新鮮乳類須安置於冰箱內，這是暫時的保存法。

（2）長期的保存法——如製成奶粉，淡乳，和煉乳等可以長期保存。奶粉的種數相當多，市上常見到的有 Klim，Golden State，Wholemilk（軍用奶粉），Milko（嬰兒用）等，其製法是將新鮮牛奶在眞空蒸器內，蒸去一部分水份，然後噴入有熱氣流動之箱內烘成乾粉，這就是全脂奶粉。含脂肪較少的奶粉如 Lactogen，Dryco 等，製法與全脂奶粉相同，只是一部份的脂肪已經去掉，奶中全部脂肪去除的卽爲脫脂奶粉，或無脂奶粉。

淡奶有菊花牌，金山牌，Pet Oregon，Modest 等等，是將鮮牛乳蒸去一半水分而成，不加糖的稱爲淡乳，加糖的稱爲煉乳。科學發達，嬰兒食品的製法也年有進步，淡乳的成分都經過蒸溜器噴射出細點，使其脂肪球變細，同時又加上維生素，嬰兒食後，容易消化，又可多得營養。

煉乳有鷹牌等，因其中糖分過高對於嬰兒不太合適。

聽頭奶粉，水奶（包括淡乳及煉乳），須置於乾燥涼爽處，奶粉每次用後，卽將聽頭蓋密。水奶開聽後，須立卽倒入一清潔消毒的瓶或瓷茶壺內，如能置於冰箱內最佳。

（十五）肉　類

肉類是一種有養料而又有鮮味和香味的食品，適口而又能滿足食慾，但是它的質地和營養成分是看動物所吃的食料和環境衞生而定的。飼料好的動物，它的肉鮮而嫩；在清潔環境中生長的動物，體內既少寄生蟲，並且不容易傳染疾病。清潔無病的肉才是合宜的食品。

（甲）肉的成分——普通鮮肉裏面含有水分百分之五十至七十，蛋白質百分之二十（爲上等蛋白質），脂肪百分之十至二十，礦鹽百分之一，如血中含鐵，骨骼、肌肉中含磷及銅等，還含有維生素可以防止疾病，調節身體功能，並且含有微量的肝澱粉。

人的生長與體組織的建設，需要上等蛋白質，而肉類裏面正含有着上等蛋白質，所以肉類便成爲日常膳食中主要食品之一了。人體的上等蛋白質不足或沒有的時候，會妨害人體的健康，吃不到肉，便應當找肉的代替品來補足。

（乙）肉的種類——肉的種類很多，約可分爲：

（一）紅色肉類

（1）猪、牛、羊肉等。

猪肉——猪肉富於脂肪，這些脂肪大多夾於肌肉組織之間，所以比較不容易消化，對於嬰兒、幼兒、腸胃不良的人，不能多食。猪肉含蛋白質甚豐，維生素B_1很多，也有維生素B_2、菸鹼酸和鐵質。愛吃白米的人不容易得到維生素B，其補救方法卽應該多吃猪肉，但是在肉價昂貴的時期，未免太不經濟了。

牛肉——牛肉的脂肪含量少，比猪肉易於消化，含蛋白質甚豐，維生素B_1、B_2、菸鹼酸及他種B皆有，並且有鐵質和磷質。

小牛肉——小牛肉的肉嫩，蛋白質和脂肪都有，維生素與礦鹽也多。

羊肉——有的羊肉有一種羊羶氣，但是飼料好的羊肉是嫩而氣味少的。若是有氣味，在烹調時應多加調味品。羊肉的營養成分並不亞於猪牛肉，維生素B、鐵、磷都有。

(2)臟腑類——肝、心、腰、肚、牛胰子、血、腦、胣。

肝——動物的肝是一種補血的好食品，含有多量的營養成分，如鐵、銅、維生素A、B、C、D、蛋白質及肝澱粉。

心——含有蛋白質、脂肪、鐵及維生素B。

腰——含有鐵、銅、及維生素A、B_1、B_2。

肚——含有鐵、銅、維生素B_1、B_2及蛋白質。

牛胰子——在哺乳時期的小牛胰子算是一種珍貴品，除了與肉類有相等的營養成分以外，還富有補血的功能。

血——含有蛋白質、礦鹽、鐵、鈣、銅及維生素A、B、C、K、P等。

腦——含有蛋白質、脂肪、鐵及磷。

肫——含有蛋白質、鐵、銅及維生素等。

（3）骨——排骨含有鈣，膠質含有蛋白質，骨髓內有鐵、銅，有生血的功能。

（二）家禽類

（1）雞、鴨、鵞、鴿、野鷄、野鴨、火雞等——家禽的肉含有上等蛋白質，其質地肥嫩，是與飼料和環境衛生有關的。胸部的肉白而嫩，常用以作鷄蓉；其他動作較多的部分如腿部，肉粗而比較老，脂肪少，容易消化，因此對於消化力弱的人及幼兒最爲適宜。

（2）魚、蝦、蟹、蠔子、蛤蜊、干貝等——海味的肉含有少量脂肪（僅有百分之一），肉細而短，全部易於消化，其中最適合於幼兒及消化力弱的人的，爲結締纖維，其肌纖維比較鬆而短。凡是海味都富於碘，鈣、磷、錳質也多。海味雖是鮮美，但是沒有紅色肉的香味濃厚，水分頗高，脂肪比紅色肌肉少些，蛋白質亦比紅色肌肉少些，含碳水化物很少，維生素A、B、G、D則甚多。海味不易保存，故須冷藏，否則腐壞而不可食。活的最是新鮮，死的也可以冰藏，不過日子久了也不適於食用，常有人吃魚蝦中毒，或是因爲不新鮮的緣故。

魚子及魚肝中富有維生素A，肝油中更多維生素D。蠔子則富有維生A、B、G及鐵、銅、碘、鈣（少量，比紅色肉類高，比乳類低），有少量的肝糖，爲生血的重要食品，且可防止甲狀腺腫大症。

（三）肉湯——肉湯都有香味，能刺激胃液分泌和幫助消化。清湯沒有養料，濃湯若是肉類做的，則有一部分溶解於湯中，養料尙豐，香味也很濃厚。肌肉美味是由於肉內的一種精華所致的，這種精華能溶於水，且能刺激胃液的分泌，肉湯的鮮美適口，就是由於這個緣故。

（丙）消化與烹調：

煑久、煑爛的肉，旣合乎衞生而又易於消化。普通如果要保持鮮味，可以使溫度先高後低，使肉外層的蛋白質可以作成一層保護層，使內部的汁不致外溢，於是肉香而味美。如果要飮湯，便須將肉放入冷水，一直用微火煑，使肉中的美味進入湯的裏面。

（丁）保存法：

肉類歷時過久的每易變壞，這是因爲它與空氣中的氧氣發生化合作用，同時讓存留在空氣的細菌侵入，肆行呑蝕和生殖的緣故。所以選擇食品唯一先決條件，是要新鮮，愈新鮮的愈佳。如果要保全食物使不腐爛，必須設法預防。

（1）冷藏法——把食品置在冰箱內或冰內，其作用是使食物四圍的氣溫氧化作用遲緩降低，避免食物腐爛。

（2）油浸法——將洗淨的肉浸於油中，可以經久不變，其原理是在乎隔絕氧氣，使食物無從氧化。

（3）烹煑法——肉類加上作料煑爛以後，比較可以耐久不變，因爲加熱以後將肉上所附的細菌殺滅不少，不過這只是短期的方法。

（4）醃漬法——先將肉洗乾淨，全部擦上炒熱的鹽，等它稍乾，掛在通風處吹乾，能夠保存長久，因爲食鹽具有殺菌的效能。

（5）風乾法——不易附菌。

（6）燻法——可以殺菌。

（7）滷法——加鹽殺菌。

（8）酒糟法——可以殺菌。

（9）罐頭——食品消毒以後，使其與空氣隔絕，也可以容易保存。

（十六）蛋　類

由其所含的營養素看來，蛋類確是一種優良的食品。它富於上等蛋白質，並且含有無機鹽及維生素甚多，其所含的脂肪是乳融狀（細小點）而易於消化的，但不含碳水化合物。

種類——蛋類有雞蛋、鵞蛋、鴨蛋、鴿蛋等，但因普遍和習俗的關係，國人大多喜歡吃雞蛋，其次是鴨蛋，鵞蛋頗少，鴿蛋則更少而價昂，也不常食。一只蛋內，蛋白的重量平均約佔三分之二，蛋黃約佔三分之一。

成分——蛋的成分，大部份是水，計佔有百分之八六・二。蛋白質有兩種，在蛋白中的是卵蛋白質(Ovo-albumin)，在蛋黃中的是蛋黃蛋白質(Ovo-vitellin)。蛋黃的營養價比蛋白的高，其中含有相當量的維生素和豐富量的鐵。蛋黃並且是儲存脂肪的地方，其所含的鈣質則較乳類所含的爲少。

蛋類是維生素的重要來源，水溶性的維生素如B種存在於蛋白內，脂溶性的維生素A及D則存在於蛋黃內，所以說蛋黃的營養價比蛋白的高。但是我們却不能從雞蛋中得到維生素C和碳水化合物。

烹調法——雞蛋用各種烹調法烹調，都可以被身體所消化，利用和吸收，但是用油煎炸的，其消化比較慢。

保存法——新鮮的蛋如果保存得法，可以保存一個相當長久的時期。如果還要保存得更長久些，那就要設法製成鹽蛋，皮蛋，糟蛋等了。

（十七）硬殼果類

硬殼果包括花生、胡桃、椰子、杏仁、榛子、白果、栗子、松子等，這種食物外皮皆帶有硬殼，故名爲硬殼果類。

硬殼果類中蛋白質雖甚多，但都不是上等蛋白質。栗子含蛋白質量較少，但是含多量的炭水化合物，不過硬殼果類都是很好的熱量來源。因爲各種硬殼果中，都含有大量的脂肪，尤其是花生油，時常是各種食物烹調上最好的材料。硬殼果類包含豐富的維生素B，與鈣，磷，鐵，銅等礦鹽。杏仁中含有鐵分最多，所以在食物中佔有重要的地位。

各種硬殼果最好加以磨細，不然就不大容易消化。花生磨成醬以後，是幼兒最好的食料。不但容易消化，而且營養價值也很高，又有濃烈的香味。是每個兒童所喜愛的食物。

有些硬殼果生吃熟吃都可以，如胡桃、栗子等，但最好是炒熟了再吃，因爲容易消化，又能增加香味。花生、杏仁、白果等則必須炒熟後才能吃。

（十八）調味品

日常膳食中除了以前所提到的，很是重要外，油鹽醬醋等調味品也佔據了一個相當的位置。調味品可以調換食品樣式，改換食品味道，增加食品的顏色；沒有它的幫忙，食品如菜蔬，魚肉等本身都是淡而無味的東西，加上調味品就變成一盤可口的菜了，我國人對於烹調所用的調味品合適，所以中國菜聞名於全世界。調味品同時還有滿足食慾的功能。

照理油是維生素A、D、E、K等之貯藏倉庫，但經過分析並不如此，現在順序來一述：

（一）油類——分動物油，植物油二種，動物油有猪油、黃油、奶油、牛油、羊脂等。植物油有人造黃油，人造猪油，花生油，大豆油，菜子油，芝蔴油，芥子油，亞麻仁油，葵花子油。油本身是無味的食品，但能幫助任何食品增加美味，並有發鬆的功效，使油煎炸的東西不硬而鬆脆。油供給最高熱力（以重量每一公分計算），此外還含有其他營養素，如：

黃油奶油含相當量的維生素A和D，因此營養豐富，吃少量很易消化，適用於幼兒和胃弱的人。在多產乳類的國家，黃油是普遍供應的，不但塗在麵包上，並且用以炒菜做點心。多食它不如蛋白質及炭水化合物消化得快，所以能滿足食慾。

至於植物油類，人造黃油就是以植物油加黃色，模仿真正黃油，但無維生素，因此須加入維生素

A及D。

人造猪油亦由植物油提煉而成，與直正猪油同無其他營養價值，花生油中含有少量維生素A和中量的維生素D。

大豆油中含有少量維生素A和微量的維生素D。

芝蔴油中不含維生素。

(二)糖類——有洋白糖，粗白糖及紅糖。

洋白糖經多次提煉，顏色潔白，是純粹糖類，祇供給熱力，無其他養料。但粗白糖及紅糖含少量礦鹽(多鐵)。糖在調味品中佔重要位置，加入菜中少量，能使菜味鮮美，有滿足食慾的功用，多食則能妨害食慾，在兩餐間多吃糖果，使下一餐時胃口欠佳，所以糖果應在餐後食之。

(三)澱粉——除供給熱力外，能變更食品樣式，例如濃湯的製成，乃是加澱粉使之變稠。澱粉質用於煎炸肉類食品，即以肉裹以澱粉可使肉汁不外溢，而味鮮嫩。

澱粉有由土豆，綠豆，及其他食品中提出的。

(四)鹽——食鹽是純粹的氯化鈉(NaCl)，是最重要的調味品，平日菜味過淡，不易下嚥，如加以適當食鹽，可使食品增加原有鮮味，過多亦不相宜。

我國各地食鹽中礦物質含量的分析：

王承發的分析　四川，雲南，青海三省所產之鹽，富於鈣磷二種元素。

江蘇，青海，甯夏三省所產之鹽，含鐵最豐。

鄭集的分析　四川產鹽，碘質含量最高，可預防鵞喉(甲狀腺腫)。

食鹽精製後，礦鹽含量大減。

(五)醬油——爲黃豆發酵所製成，含有多量的氮質化合物，能刺激胃液的分泌。肉類食品加以適當量的醬油，則鮮美適口。

(六)醋——就是醋酸(Acetic acid)，是普通烹調時所常用的，能改變食品的味道，並有去腥的功效。日常所吃的魚肉及菜蔬，若加醋和糖烹煮，更加美味適口。

(七)酒或酒糟——去腥，用少量能使海味食品及肉類味美。

(八)味精——爲純粹之穀酸鈉(Glutamic acid)，雖能提味，但無營養價值。

(九)其他——蒜，薑，葱，香菌，筍尖，爲點綴及調味品。香料，芥末，辣椒，用少量有益開胃，多加則刺激腸胃，所以病人吃的東西要清淡而少香料。番茄，檸檬，如加入肉中合煮，能去腥而使肉嫩。

（十九）飲　料

飲料包括水、酒、茶、菓汁等。人體中的水份大部得自飲料。人體中主要的含量卽是水，水佔全體的百分之七十左右。體內的水量若是忽然減少了百分之十的話，則一切物理及化學作用，必將大受影響，若是減少了百分之二十至二十二則有性命之虞，由此可知水對人體的功用的確是很重要的。每人每天最低需要量爲二千至三千竓，平均約爲八杯至十二杯。若是人們單單喝水，人們的口渴無論如何是不易滿足的。這樣便必須有其他的飲料來替代了。飲料的種類頗多，中國的飲料與歐美的飲料也口味各異。其中最爲大衆普遍應用的有巧格力、咖啡、可可、茶、果汁、嫐糟、豆漿等。

（一）巧格力——是由可可豆製成的，其中含有一種刺激品叫做可可豆素（Theabromine）。巧格力普通分爲三種：（a）苦味巧格力，（b）甜味巧格力，是由苦味巧格力再加上糖、香料及其他的食物而成的，（c）牛奶巧格力，是由甜味巧格力再加上牛奶而成的。巧格力是熱量最好的來源，裏面含有百分之五十五至六十的炭水化物，百分之三十的脂肪，百分之五的蛋白質，並含有少量的礦物質中的鐵質。

（二）可可——爲巧格力除去脂肪以後而成的，與茶、咖啡相彷，其中含有少量的刺激品。可可因爲是從巧格力提出來的，所以也含有少量的營養成分，如炭水化合物、脂肪、蛋白質及鐵質。

（三）咖啡——是沒有任何營養價值的。其中含有百分之一・二四的刺激品，叫做咖啡素(Coffein)，有刺激心臟及神經系統的危險。咖啡內又含有脂肪酸（Aromatic oil），是使味道可口的原因，但是略微要刺激胃膜，尤其在胃空的時候，能增加胃飽滿的感覺。

（四）茶——與咖啡相彷，其中含有一種脂肪酸，叫做生物鹼（Alkaloid），又含有一種刺激品叫做茶素（Theima）。當茶葉煮久或者泡久的時候，會發生另一種酸叫做鞣酸（Tannic acid），有刺激心臟神經系統的可能。茶除了放入糖或牛奶之外，養料是很少的。世界各國中以中英二國嗜茶最為著名，英國用紅茶，中國用綠茶。據實驗的結果，茶葉還含有少量的維生素A，每百公分綠茶中有二六九〇國際單位，紅茶中有四八〇國際單位。此外茶更有刺激油脂消化的作用，飲茶去膩是確實可以證明的事。

以上各種飲料所含各種含刺激素的主要生理作用，是使體內血壓增高，略能刺激心臟及腎臟的活動，避免疲乏，若是喝的過多，則增加刺激力，失眠、心臟跳動俱增，或者可能喝醉，至於少吃則無妨害。

（五）果子汁——能消暑，清涼口胃，並滋養人體，供給多量礦物質及維生素。普通都是由橘子、檸檬、葡萄、蕃茄、菠蘿、酸梅等所製成的液體。

中國飲料，種類繁多，普通有紅豆湯、綠豆湯、酸梅湯、蓮子湯、百合湯、糖糟、蛋羹以及豆漿等，其中養料都很豐富，而且沒有任何刺激品。現在就較有特殊價值的略為說明。

（一）醪糟——又名酒釀，爲我國唯一既經濟又含有豐富營養的飲料。製法很簡單，以糯米蒸熟，加入酒藥，先變糖，後變酒。最好的醪糟味道甘而不辣，糖多而酒少，這是全靠酒中微生物的繁殖，分泌出幾種酶而成功的。這種酶通稱爲酵母。

醪糟的好處在於：（1）含有大量維生素B：因爲醪糟中富含麥角醇，並且含有多量的酵母，這種微生物中含有豐富的維生素B，所以缺乏維生素的B的，大可加以利用。（2）使人身心愉快：因爲喜吃甜味，是人類的食慾習慣。在貴州陝西一帶，糖價昂貴，普通人家吃不起，一般平民往往吃醪糟以代糖。（3）幫助消化：醪糟中既含有多量的酵母，並且可以分泌出種種的酶，這種酶即有分解澱粉及糖的作用。

（二）豆漿——若是吃不起牛乳，或是在買不到牛乳的地方，我們儘可用豆漿來代替牛乳，因爲豆漿的營養價值比較上可以代替牛乳中所含有的成份，而且有時還可超過。例如豆漿含有的鐵量要比牛乳高二倍至三倍，所以靠牛乳爲主要飲食的嬰兒，往往容易患貧血病；此外豆漿沒有傳播結核病菌的危險；而豆漿的消化力也勝過牛乳，牛乳在胃中凝結爲大塊，而且堅硬，豆漿則凝結成薄片，輕鬆而不堅硬。由此種種看來，豆漿確是經濟實惠的好飲料，家庭中可以自製自給，營養豐富，是大衆化的飲料。

食品的消毒與處理

消毒法

（一）水菓——水菓是增進食慾和幫助消化的食品，並且含有多種維生素，礦物鹽及粗纖維。所以吃水菓能增加身體的健康與抵抗力。

水菓可分帶皮食及不帶皮食兩種，前者如梨，杏，蘋菓等，因外皮所含營養成分很多，食之對身體有益。後者如香蕉，柿子，西瓜，桃子等，外皮不堪食用，故須去皮，不帶皮食的水菓可以不用消毒；而帶皮食的水菓，一定要用肥皂水洗過，再用開水冲過食之。如草梅，楊梅等則須先以鹽水泡過，再用開水洗過，才可以吃。

（二）蔬菜——凡是涼拌，如黃瓜，刀豆，燈籠椒，綠豆芽等，或生吃的蔬菜如香菜，豆苗等，最好將它浸在正煮開的沸水內一分鐘，然後取出涼拌或生吃，這樣可以把蒼蠅同一部份有害人體的寄生蟲卵殺死。

（三）冷飲——菓子露買回以後，最好先經煮開，然後保存在乾淨的玻璃瓶裏，再分次冲食。

（四）罐頭食品——罐頭往往是多年的存貨，所以一定得注意罐頭的形狀是否完整或長銹，即使罐頭完整而無銹，爲了可靠起見，購來後仍須煮開後才吃。

（五）涼拼盤——如燻魚，叉燒，醬雞，醬鴨，滷味等，爲了安全起見，應先蒸一下消消毒才吃。

處理法

各種食品消毒前後的處理方法，應該注意下列各點：

（一）預備消毒材料——肥皂，開水消毒過的抹布，以及清潔的杯盤。

（二）洗手——每次調製食品及吃東西前，一定要先用肥皂水洗手。

（三）避免蠅蟲侵犯——凡消毒過的食物，再也不能讓蒼蠅來打攪。這些食品必須用紗罩蓋好，如有冰箱，應將食品放入冰箱中。

（四）做廚師的應注意勿將頭髮掉在飯菜中，最好在烹飪時戴上一頂帽子。

（五）拿食物時應儘量不用手來取。

（六）做東西時應圍一條清潔圍裙。

（七）拿碗時勿將手指放在碗內。

重量衡

一夸特等於兩水磅即九百六十西西。

一水磅等於兩量杯即四百八十西西。

一量杯等於十六湯匙即二百四十西西。

一湯匙等於三茶匙即十五西西。

一茶匙即五西西。

一公斤等於兩市斤，即一千公分。

一市斤等於十六兩，即五百公分。

一市斤等於一、一磅，即五百公分。

一磅等於十四兩半，即四百五十公分。

一兩即三十一公分。

書名：食物與營養
系列：心一堂•飲食文化經典文庫
原著：【民國】方文淵、李德麟
主編•責任編輯：陳劍聰

出版：心一堂有限公司
通訊地址：香港九龍旺角彌敦道六一〇號荷李活商業中心十八樓〇五一〇六室
深港讀者服務中心：中國深圳市羅湖區立新路六號羅湖商業大厦負一層〇〇八室
電話號碼：(852) 67150840
網址：publish.sunyata.cc
淘宝店地址：https://shop210782774.taobao.com
微店地址：https://weidian.com/s/1212826297
臉書：https://www.facebook.com/sunyatabook
讀者論壇：http://bbs.sunyata.cc

香港發行：香港聯合書刊物流有限公司
地址：香港新界大埔汀麗路36號中華商務印刷大廈3樓
電話號碼：(852) 2150-2100
傳真號碼：(852) 2407-3062
電郵：info@suplogistics.com.hk

台灣發行：秀威資訊科技股份有限公司
地址：台灣台北市內湖區瑞光路七十六巷六十五號一樓
電話號碼：+886-2-2796-3638
傳真號碼：+886-2-2796-1377
網絡書店：www.bodbooks.com.tw
心一堂台灣國家書店讀者服務中心：
地址：台灣台北市中山區松江路二〇九號1樓
電話號碼：+886-2-2518-0207
傳真號碼：+886-2-2518-0778
網址：http://www.govbooks.com.tw

中國大陸發行　零售：深圳心一堂文化傳播有限公司
深圳地址：深圳市羅湖區立新路六號羅湖商業大厦負一層008室
電話號碼：(86)0755-82224934

版次：二零一五年一月初版，平裝

定價：
港幣　五十八元正
人民幣　五十八元正
新台幣　二百二十元正

國際書號 ISBN 978-988-8316-04-5

心一堂微店二維碼

心一堂淘寶店二維碼